圖解 長新冠康復指南

咳嗽、腦霧、倦怠，可能是
新冠肺炎後遺症，千萬不要輕忽！

新型コロナ後遺症完全対策マニュアル

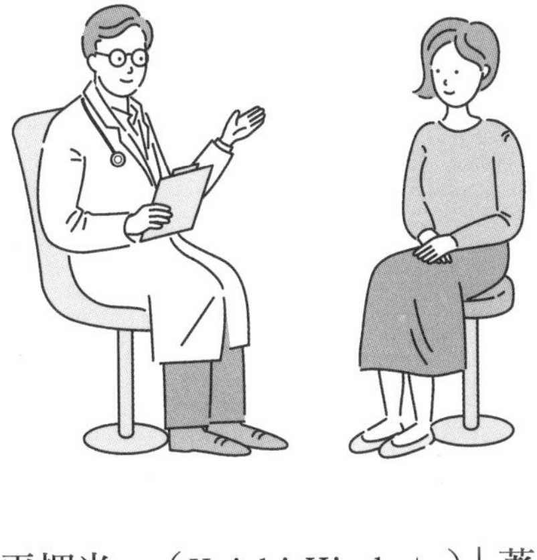

平畑光一（Koichi Hirahata）| 著
許郁文 | 譯

前言

新冠肺炎的症狀非常多變
需要正確的知識才能因應

二〇二〇年三月，本來因爲某些疾病來就診的患者，突然因爲輕微發燒與身體頭痛這類自訴症狀而來院就診。這類突然出現的症狀時有時無，而且不知道病因爲何。由於患者去其他的內科檢查也查不出任何異常，所以紛紛被判斷爲「心理因素」，而被建議去精神科就診。

我與這位患者相識已久，完全不覺得他有任何精神方面的疾病，而且在這些症狀之前，他有過輕微的感冒症狀，所以我懷疑他有可能是感染了新冠肺炎。當時還不知道感染新冠肺炎會有哪些後遺症，只知道有許多患者都有類似的症狀，所以我才確定這位患者應該是罹患了新冠肺炎的後遺症（長新冠）。

當我想了一些辦法減輕這位患者的痛苦之後，本院能有效治療長新冠的消息便一傳十，十傳百地傳開，許多被長新冠折磨的患者，也紛紛從日本全國各地趕來本

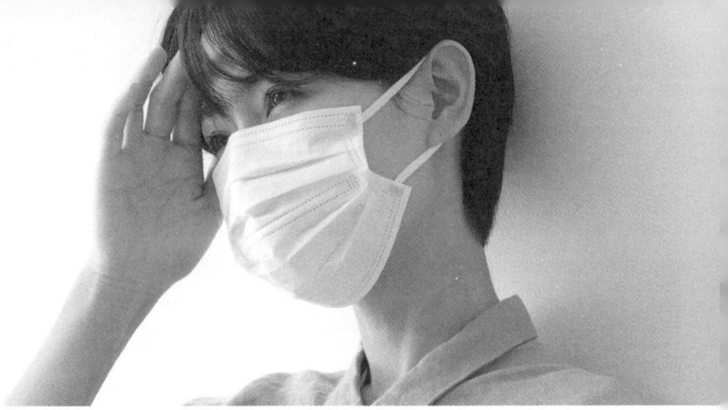

院，所以為了能有效治療這些患者，本院特地設立了「長新冠門診」，至今也診治了一千五百位以上的患者。

無症狀的新冠肺炎案例非常多，大部分都只有輕微發燒而已，而且就算有抗體，也一下子就消失，所以有時根本無從得知是否感染了新冠肺炎，但有很多新冠肺炎的患者卻因新冠肺炎的後遺症所苦。新冠肺炎的後遺症非常多種，發病的時間點也因人而異。醫師對此並未很了解，所以得耗費不少時間才能知道診斷是新冠肺炎的後遺症。

長新冠就算得到暫時的改善，也很容易復發，所以得與它長期抗戰。若是太過操勞，還有可能會惡化，所以患者與身邊的人都必須具備正確的知識，才懂得對付長新冠。倦怠感或是無力感這類症狀絕不是因為偷懶。我一直都希望每個人對長新冠都有正確的認識，也不要心存僥倖，所以才為了那些新冠肺炎輕症與無症狀的患者撰寫了本書。目前全世界的醫療機構提出了許多證據（科學根據）。假設大家能將本書的內容視為截至二〇二一年三月底為止的長新冠解決方案，那將是作者的榮幸。

平畑診所院長　平畑光一

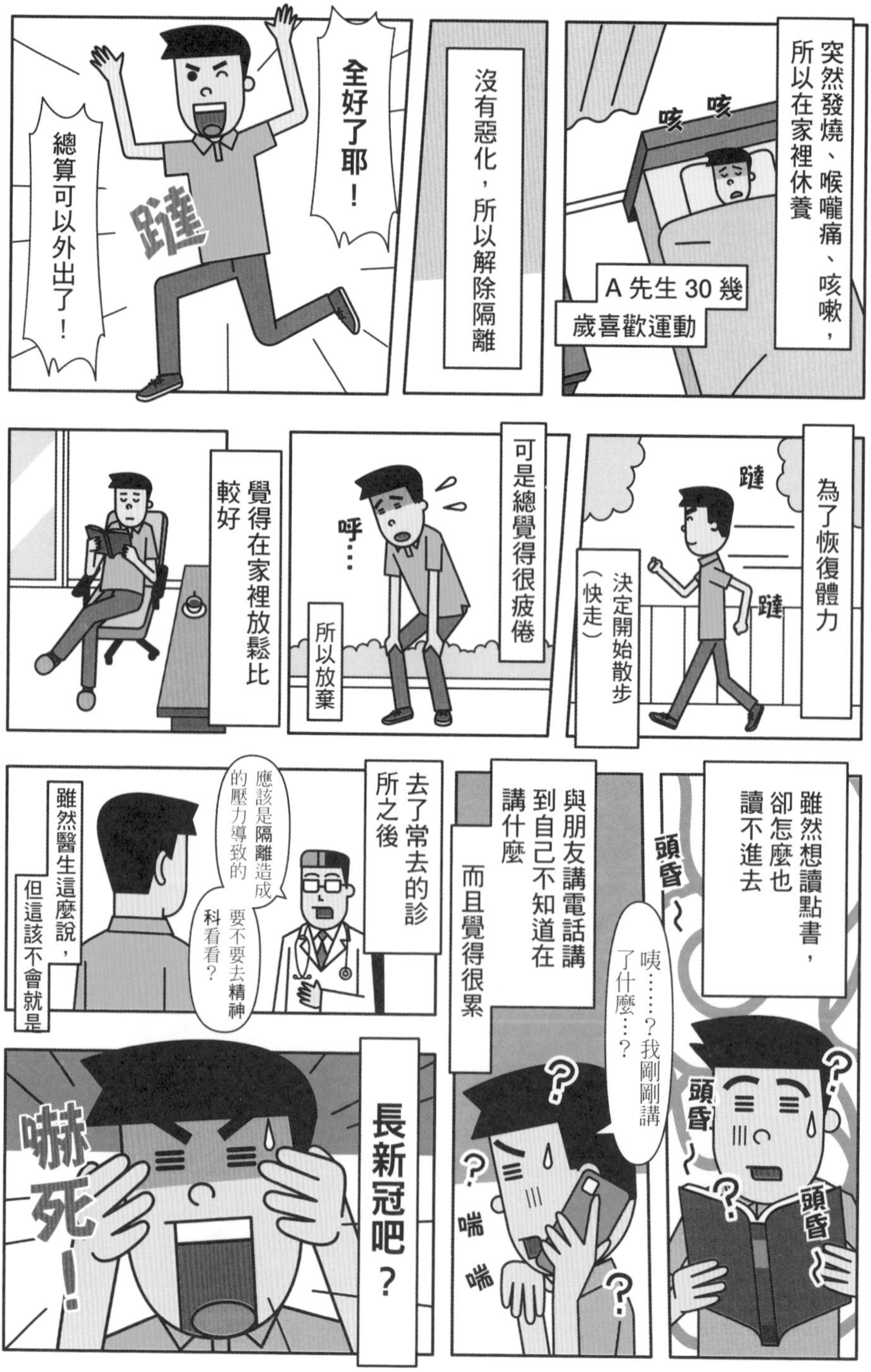
突然發燒、喉嚨痛、咳嗽，所以在家裡休養
咳 咳
A 先生 30 幾歲喜歡運動
沒有惡化，所以解除隔離
全好了耶！
總算可以外出了！
躂
為了恢復體力
決定開始散步（快走）
躂
躂
可是總覺得很疲倦
呼…
所以放棄
覺得在家裡放鬆比較好
雖然想讀點書，卻怎麼也讀不進去
頭昏～
頭昏～
頭昏～
與朋友講電話講到自己不知道在講什麼
而且覺得很累
咦……？我剛剛講了什麼…？
喘
喘
去了常去的診所之後
應該是隔離造成的壓力導致的 要不要去精神科看看？
雖然醫生這麼說，但這該不會就是
長新冠吧？
嚇死！

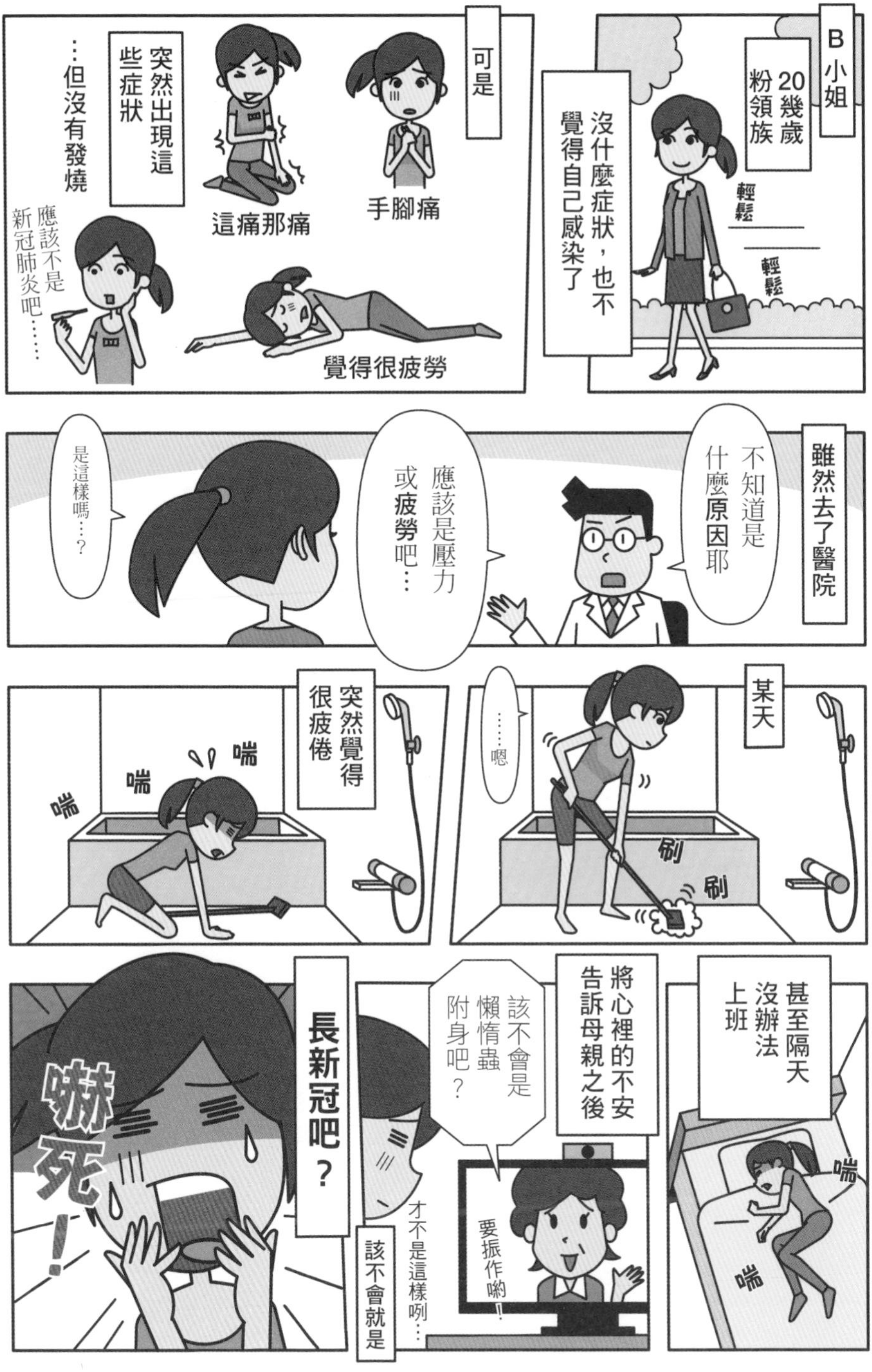

B小姐
20幾歲粉領族
輕鬆
輕鬆
沒什麼症狀，也不覺得自己感染了
可是
手腳痛
這痛那痛
突然出現這些症狀
…但沒有發燒
應該不是新冠肺炎吧……
覺得很疲勞
雖然去了醫院
不知道是什麼原因耶
應該是壓力或疲勞吧…
是這樣嗎…？
某天
刷
刷
……嗯
突然覺得很疲倦
喘
喘
喘
甚至隔天沒辦法上班
喘
喘
將心裡的不安告訴母親之後
該不會是懶惰蟲附身吧？
要振作喲！
才不是這樣咧…
該不會就是
長新冠吧？
嚇死！

康復後突然發病的長新冠到底是什麼？

什麼是長新冠？

新冠肺炎
感染
↓
康復
↓
出現各種症狀

- 相同的症狀持續很久
- 不同的症狀時有時無
- 以為康復了，卻又復發

隨著感染範圍擴大，長新冠患者也遽增

自從新冠肺炎（COVID-19）於全球蔓延的二〇二〇年二月之後，世界各國都有許多人在新冠肺炎康復之後，出現輕微發燒、倦怠感、疲勞感、麻痺、喘不過氣、頭痛、食慾不振這類症狀。雖然目前還未經過正式統計，但有報導指出，全世界約有五百萬名長新冠患者，而且這個數字今後應該會呈幾何級數爆發。

長新冠的特徵在於症狀非常多變，除了前述的症狀之外，胸痛、背痛、四肢疼痛、皮疹、呼吸暫停、腹痛、腹瀉、噁心想吐、水腫，症狀往往是因

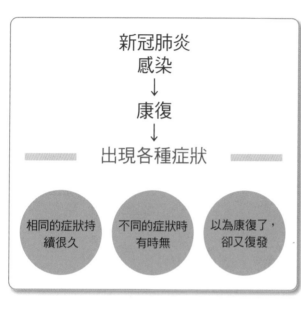

世界各國提出的後遺症

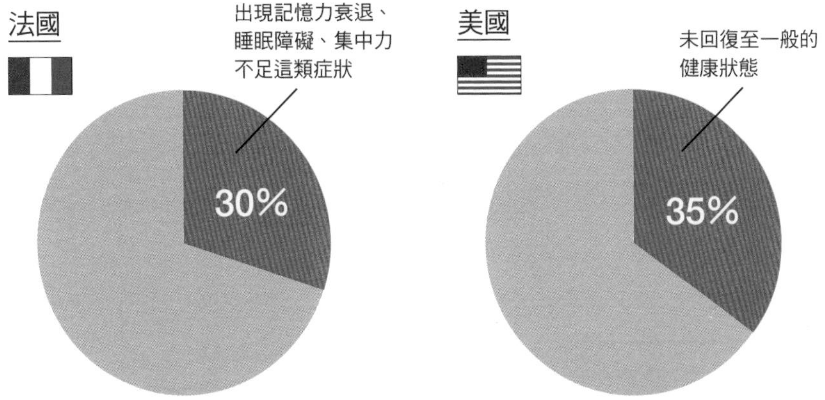

法國的調查指出，在 120 位康復者之中，約有 30% 出現記憶力衰退、睡眠障礙與集中力不足這類症狀

美國進行的電話調查指出，在 270 患者之中，約有 35% 的人回答診斷為長新冠之後，經過 2 至 3 週仍未「回復至一般的健康狀態」

節錄自日本厚生勞動省《新冠肺炎診療索引 第 4.2 版》

人而異。有些人的症狀會持續好一陣子，有些人的症狀則是時有時無，以爲已經根治，過了一陣子卻又復發。有些歐美國家將這種情況比喻成「打地鼠（Whack-A-Mole）。由於其他的疾病也有可能出現輕微發燒的症狀，所以建議有相關症狀的人接受血液檢查、肝功能、腎功能檢查或是膠原病的檢查。如果沒有其他的疾病，又懷疑自己曾經確診的話，那麼很有可能就是罹患了長新冠。

過了一百二十天也難以痊癒的長新冠

美國曾針對長新冠進行電話調查，在二百七十位患者之中，約有35%回答在診斷爲長新冠之後的二至三週，「仍無法回到原本的健康狀態」，在法國的調查之中，有一百二十名患者裡面約有30%出現記憶力衰退、睡眠障礙、集中力不足的症狀，而在義大利，一百四十三位康

在義大利約有87%的患者出現後遺症

143 位患者康復後（從出現症狀到平均兩個月之後）的調查

許多人出現倦怠感與呼吸困難的症狀

- 關節痛
- 胸痛
- 咳嗽
- 嗅覺障礙
- 眼睛、口腔乾燥
- 鼻炎
- 拉肚子
- 結膜充血
- 味覺障礙
- 頭痛
- 食慾不振
- 喉嚨痛
- 頭昏

和其他

- 1～2 種 …32%
- 3 種（含）以上 …55%

▼

約87％出現後遺症

厚生 砼省「新型コロナウイルス感染症診察の手引き 第4 2版」より

復者有87%的人回答出現倦怠感、呼吸困難的症狀。日本也曾針對六十三位康復者進行電話調查，其中約有11%的人回答在發病之後過了一百二十天，仍有呼吸困難以及各種長新冠症狀的問題（節錄自日本厚生勞動省《新冠肺炎診療指引 第四．二版》）。

WHO（世界衛生組織）於二〇二一年二月發表的資料指出，「每十人約有一人會出現長新冠長達十二週以上的現象」，世界各國也正如火如荼地研究長新冠。

沒辦法確定是否感染新冠肺炎

就算感染了新冠肺炎，許多人都是輕症或無症狀，而且通常是在不知不覺的情況下感染。盡管感染的症狀很輕微，但有不少人出現了長新冠的症狀。

日本的長新冠現況

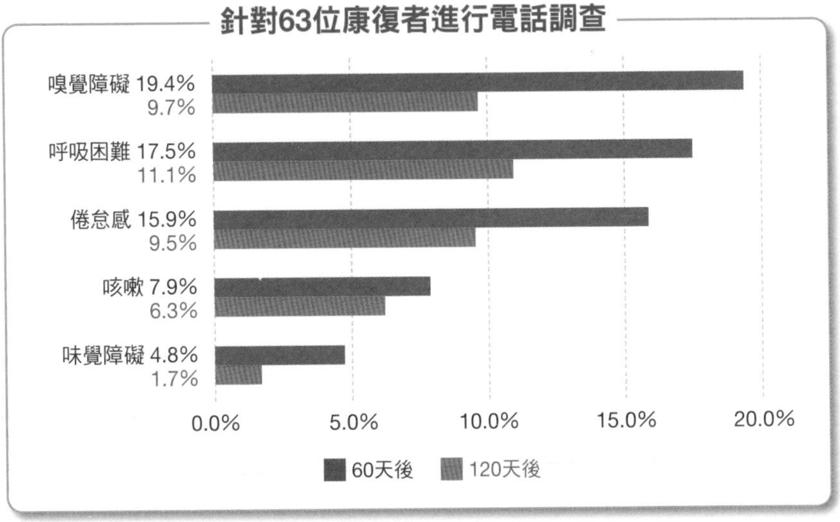

圖表是編輯部根據日本厚生勞動省《新冠肺炎診療指引 第4.2版》）的資料繪製

即使感染了新冠肺炎，過了一陣子，體內的抗體就會消失，也就無從確認是否曾經感染，所以也很難確認上述的症狀是否眞的與新冠肺炎有關，而這也是長新冠的特徵。許多人去了醫院也檢查不出問題，只能被迫打道回府。就現況而言，有不少患者在去了很多醫院求診之後，覺得自己「有可能是因爲長新冠才會出現那些原因不明的不適症狀」，才來到專科門診就醫。

長新冠患者今後應該會急速增加。在長新冠之中，也有所謂的PEM症狀（參考第58頁）。這是一種在做完一些簡單的作業或是感受到某些壓力之後的幾個小時或是在隔天，突然湧現明顯倦怠感的症狀，一旦這種症狀愈演愈烈，有可能會讓患者無力工作，只能一直躺在床上，所以就算名義上是後遺症，卻也絕對不容輕忽。

特別收錄

長新冠檢查表

覺得「會不會是長新冠」就要確認！

介紹線上診療使用的「長新冠檢查表」

隨著新冠肺炎不斷蔓延，日本厚生勞動省爲了預防院內感染，也爲了防堵到院看病被感染，暫時放寬了線上診療的規定。

線上診療的意思是醫療機構的醫師透過視訊電話問診，告訴患者檢查結果以及開立處方箋的診療方式。敝院在內科與牙科的部分也採用了線上診療。此外，也爲了「懷疑自己是長新冠」的患者準備了於線上塡寫的檢查表。本書也將爲大家介紹這張長新冠檢查表。雖然精密的診斷還是得到專科醫院接受檢查，但這張檢查表也能用來判斷是否要去長新冠門診就診。

Check

長新冠檢查表 ❶

若是有符合的項目，請勾選對應的數字

0 ☐ 1 ☐ 2 ☐ 3 ☐ 4 ☐ 5 ☐ 6 ☐ 7 ☐ 8 ☐ 9 ☐

0 能維持一般的生活， 沒有疲倦感， 也能自由地行動。

1 能維持一般的社交生活， 也能進行一般的活動， 但偶爾會覺得疲勞。

2 能維持一般的社交生活， 也能進行一般的活動， 但覺得全身疲倦，所以偶爾需要休息。

3 由於全身疲倦， 所以一個月會有幾天無法維持社交生活， 也無法活動， 必須待在家裡休息。

4 由於全身疲倦， 所以一週會有幾天無法維持社交生活， 也無法活動，必須待在家裡休息。

5 難以維持社交生活， 也無法活動。 雖然可進行一些簡單的作業， 但一週有幾天得待在家裡休息。

6 狀況好的時候可以進行一些簡單的作業， 但一週有一半以上的時間需要待在家裡休息。

7 能自理生活， 也不需要別人照顧， 但無法維持一般的社交生活與進行簡單的活動。

8 能自理生活， 但偶爾需要別人照顧， 一天之內有一半的時間躺在床上。

9 沒辦法自理生活， 需要別人照顧， 整天都得躺在床上。

出處 ： 平畑診所官網

診斷 1 若勾選了 1 至 9 的數字，就有可能罹患長新冠

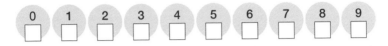

Check

長新冠檢查表 ❷

下列症狀的疼痛或痛苦等級從 0 到 10，「無症狀」是 0，「難以想像的痛苦」為 10，請勾選符合自身情況的數字。

①總是覺得很疲倦（突如其來的疲倦感請參考⑭）

0	1	2	3	4	5	6	7	8	9	10
☐	☐	☐	☐	☐	☐	☐	☐	☐	☐	☐

②稍微發燒、發燒

0	1	2	3	4	5	6	7	8	9	10
☐	☐	☐	☐	☐	☐	☐	☐	☐	☐	☐

③咳嗽、喘不過氣

0	1	2	3	4	5	6	7	8	9	10
☐	☐	☐	☐	☐	☐	☐	☐	☐	☐	☐

④頭痛

0	1	2	3	4	5	6	7	8	9	10
☐	☐	☐	☐	☐	☐	☐	☐	☐	☐	☐

⑤身體疼痛

0	1	2	3	4	5	6	7	8	9	10
☐	☐	☐	☐	☐	☐	☐	☐	☐	☐	☐

⑥心悸

0	1	2	3	4	5	6	7	8	9	10
☐	☐	☐	☐	☐	☐	☐	☐	☐	☐	☐

⑦食欲不振

0	1	2	3	4	5	6	7	8	9	10
☐	☐	☐	☐	☐	☐	☐	☐	☐	☐	☐

⑧失眠

0	1	2	3	4	5	6	7	8	9	10
□	□	□	□	□	□	□	□	□	□	□

⑨心情低落

0	1	2	3	4	5	6	7	8	9	10
□	□	□	□	□	□	□	□	□	□	□

⑩思考能力下滑

0	1	2	3	4	5	6	7	8	9	10
□	□	□	□	□	□	□	□	□	□	□

⑪掉髮

0	1	2	3	4	5	6	7	8	9	10
□	□	□	□	□	□	□	□	□	□	□

⑫嗅覺障礙（聞不到味道，或是無法聞到正確的味道）

0	1	2	3	4	5	6	7	8	9	10
□	□	□	□	□	□	□	□	□	□	□

⑬味覺障礙（嘗不到味道，嘗不到正確的味道）

0	1	2	3	4	5	6	7	8	9	10
□	□	□	□	□	□	□	□	□	□	□

⑭進行輕微的活動之後，5至72小時之內突然覺得很疲倦

0	1	2	3	4	5	6	7	8	9	10
□	□	□	□	□	□	□	□	□	□	□

診斷 2

- 假設在③至⑬的項目勾選了 1 至 10 的數字，就有可能罹患了長新冠。①至②有可能是罹患了其他的疾病。
- 如果勾選了項目 14，有可能發生慢性疲倦（參考第 58 頁）。此時請趕快前往長新冠門診就醫，告訴醫師自己有可能罹患長新冠，藉此得到相關的建議。

目次

Part 3 長新冠會痊癒嗎？

Part 1

你沒問題嗎？無症狀感染的風險

雖然大家都已經知道預防「新冠肺炎」的方法，
但是還不夠理解「長新冠」。
讓我們一起認識「長新冠」吧。

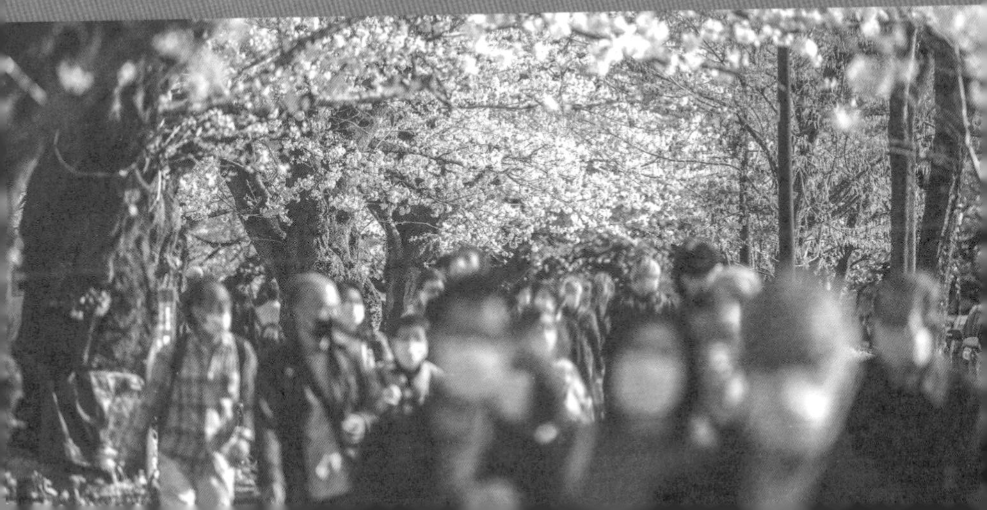

長新冠的發病機制至今仍然不明

由於原因尚且不明，所以目前以對症療法為主

目前全世界都傳出新型冠狀病毒肺炎後遺症（長新冠）的災情，但是感染新型冠狀病毒（COVID-19，新冠病毒）之後，後遺症是基於何種機制發病，至今仍無從得知。

新冠病毒在入侵人體之後，會釋放自己的DNA與RNA這類遺傳基因資訊，改變細胞的遺傳基因資訊，藉此複製自己。等到細胞死亡之後，病毒與複製的病毒便會被放出細胞，再感染其他的細胞，然後不斷地透過上述的複製與感染增殖。當體內的病毒愈來愈多，大腦就會爲了殺死這些病毒而讓體溫上升，這也就是爲什麼感染了新冠病毒的人會發高燒的原因。

關於長新冠的說法有很多，一說認爲在新冠肺炎康復之後，殘存於體內的病毒死灰復燃，所以才引起所謂的後遺症，但不管是何種說法，目前都還僅止於假設的階段。由於不知道發病的機制爲何，所以無法找出有效的治療方法，而且也沒有治療的藥物，所以只能採用對症療法，也就是針對不同的症狀治療，藉此治療長新冠。

何謂新型冠狀病毒

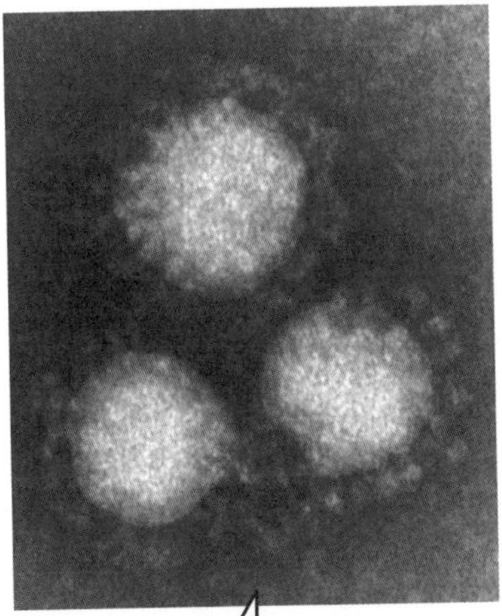

RNA 入侵細胞之後
開始增殖

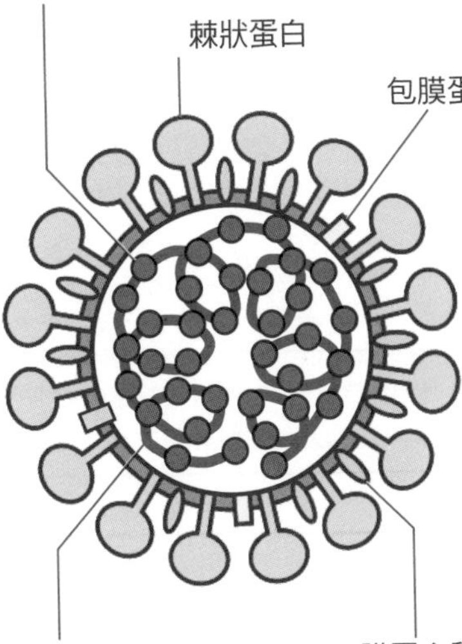

出處：國立感染症研究所

●新型冠狀病毒的感染途徑

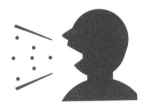

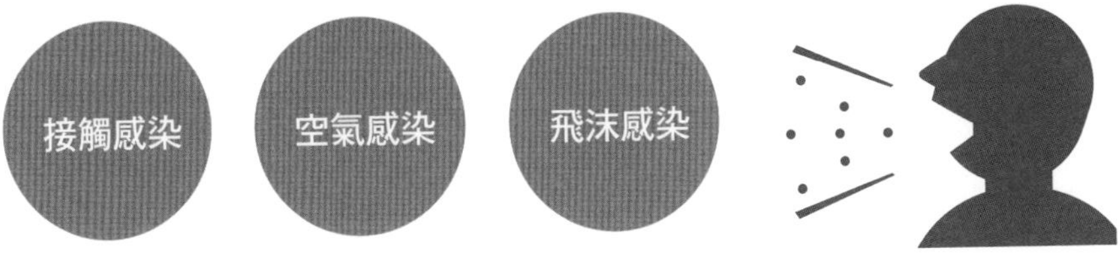

這裡是重點！

☑ 長新冠的發病機制至今不明
☑ 目前以對症療法為主

你沒問題嗎？無症狀也有可能出現後遺症

約兩成的感染者無症狀

確診者被判斷為陽性時的症狀

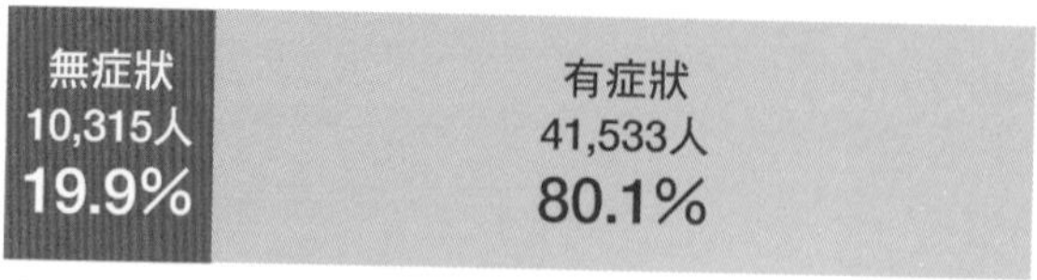
無症狀
10,315人
19.9%
有症狀
41,533人
80.1%

●2020年11月1日至2021年1月15日
東京都根據51,848人的
症狀整理的結果

在 2020 年 11 月 1 日至 2021 年 1 月 15 日這兩個半月之內，在東京都被判定確診的感染者之中，約有兩成是無症狀的（東京都的發表資料）

也有只出現後遺症的案例

目前已知的是，在日本有許多感染新冠肺炎的康復者都出現了後遺症，但是日本對於長新冠的調查與研究才剛起步，加藤勝信官房長官在二〇二一年一月二十五日的記者會針對長新冠指出「只要一有研究結果，會立刻公開發表」。

就目前而言，新冠肺炎的發病程度與長新冠是否發作，以及症狀的嚴重程度看不見任何的相關性。即使是被檢查出陽性與確診，但是沒有相關症狀的人，也不代表長新冠的症狀就比較輕

無症狀也有可能傳染給別人

新冠肺炎病程示意圖

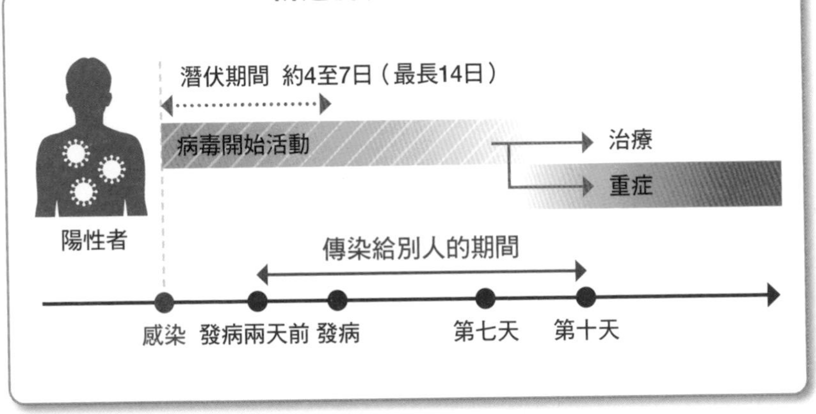

●無症狀的陽性者：發病之後，過了十天就不會傳染
●密切接觸者：接觸之後，必須在十四天之內待在家裡自主管理

微，也有因此陷入重症的案例。

此外，每個人的發病時間點都不一致。比方說，就算是感染了新冠肺炎，沒發燒、毫無症狀的人，也有可能在療養期間結束，回家之後才出現後遺症。

相反地，也有在新冠肺炎發病之後的二至三個月突然出現後遺症的案例。此外，也曾聽過明明新冠肺炎已經完全康復，卻在某一天突然覺得很疲倦，走都走不動的案例。也有沒發現是長新冠，因此飽受痛苦的例子。

就算感染了新冠肺炎，大部分的人都是輕症就結束，尤其年輕族群更是如此，很少人會因此死亡。

所以似乎有些人覺得「感染也沒關係，反正不會變重症」，但其實這是非常危險的想法，因爲就算是輕症的人，也有可能出現長新冠。「無

近半數的陽性者不知道感染途徑

●2021年3月21日
東京都新增的陽性者數
（過去七天的移動平均值）

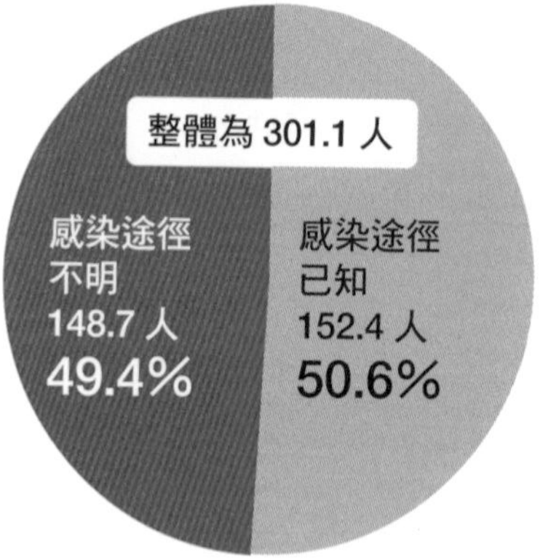

2021 年 3 月 21 日，東京都新增的陽性者數(過去七天的移動平均值)為 301.1 人。其中有 148.7 人（七天移動平均值）屬於「不明感染源」的確診者。由此可知，有接近半數的感染者不知道感染途徑。

症狀或是輕症，不等於後遺症就很輕微」。目前還不知道到新冠肺炎與長新冠之間的相關性，但的確有無症狀的患者出現非常嚴重的後遺症。

不知道是否感染的人也有可能出現後遺症

在出現後遺症的患者之中，有些是因爲無症狀而未曾接受檢查，連自己是否曾經感染新冠肺炎都不知道的人。這些人直到出現後遺症之後，才懷疑自己是不是早就感染過新冠肺炎，所以就算是覺得自己沒感染過新冠肺炎的人，只要健康突然亮起紅燈，就應該懷疑自己「是不是曾經感染過新冠肺炎」，也應該懷疑是不是出現了後遺症。

每個人的後遺症都不一樣，所以很難知道原因，也有不少患者因此到處求診與接受檢查。

感染新冠肺炎的患者千萬不要有「反正是無

希望大家務必記住的長新冠的盲點

- **即使感染新冠肺炎只是輕症，也可能出現非常嚴重的後遺症。**
- **只要身體出現與平常不同的症狀，就得問問自己是不是長新冠。**
- **不好好休養硬撐，有可能會讓長新冠變得更嚴重。**
- **有時很難得到周遭人們的諒解。**

這裡是重點！

☑ 也有只出現長新冠的案例

☑ 也有長新冠比新冠肺炎還嚴重的案例

症狀與輕症，所以已經沒問題的想法。一旦出現有別以往的症狀，請先靜養，再前往專業的醫療機構接受診治。

雖然上班族可在感染新冠肺炎之後請假休養，但是痊癒之後，應該不能再以身體不適爲由而不去公司上班，而且患者自己也會覺得「已經痊癒」而硬撐上班，如此一來，後遺症有可能久病不癒，甚至繼續惡化。如果出現走都走不動的疲倦感，請利用線上診療，不要勉強自己去醫院就診。

Case of infection

症例

01

靜養之後，突然覺得很疲倦，不得不叫救護車

●河上雅之先生（假名）、40幾歲、上班族

配偶感染新冠肺炎之後，身爲密切接觸者的河上先生接受了PCR檢查，也被判定爲陽性。無症狀的河上先生在家隔離了十天。雖然待在家的時候沒什麼異狀，但是隔離結束、準備上班的時候，卻在上班途中突然覺得相當疲倦，也喘不過氣，不得不叫救護車，送到醫院急診，不過在醫院卻檢查不出任何異狀，身體的狀況也稍微好轉，所以不用住院，也被醫院請回家。

雖然之後還是偶感疲倦，不過公司告訴他：「新冠肺炎已經痊癒，所以該正常上班」，河上先生也不得不勉強上班，但疲倦感實在太嚴重，造成他無法正常生活。在症狀遲遲未改善之下，河上先生上網搜尋了相關的資

訊，發現自己有可能罹患長新冠，所以來到我的診所求診。

以河上先生的例子來看，似乎是在家靜養時沒有什麼症狀，在上班的時候走快一點才出現長新冠的症狀。除了覺得疲倦之外，河上先生還有心悸、食欲不振、水腫這些症狀。接受血液檢查之後，除了鋅的數值略低之外，沒有其他的問題，所以我便以「不會覺得疲倦」的生活療法爲河上先生治療。

雖然目前還不知道長新冠會有哪些症狀，但在接觸許多外國的案例，以及替來院求診的患者進行診療之後，我發現胃酸是導致喘不過氣的導火線，所以我開了抑制胃酸以及促進胃部運作的藥，也開了消除水腫的中藥給患者。至於早上起床的症狀，只要在晚上睡覺前不要喝水，有時就能得到改善。有些患者在消除水腫之後，其他的症狀也一併得到改善，只是水腫與其他症狀之間的因果關係，至今仍不明朗。就結果而言，河上先生從看完門診到過了一個月多之後，就已經能正常走路與自理生活。

Case of infection

症例 02

力量無法傳到指尖，以鋅保健食品與中藥改善

●齊藤杏子小姐（假名）、30幾歲、上班族

齊藤小姐因爲發燒而懷疑自己感染新冠肺炎，也因此接受了PCR檢查而確診。由於症狀只是輕微發燒與畏寒，無法被歸類爲重症，所以齊藤小姐無法住院，只能在旅館靜養。某天，她在旅館洗完澡，準備吹乾頭髮的時候，突然拿不起吹風機，隔天還出現肌肉酸痛的症狀。雖然齊藤小姐覺得這情況不大對勁，但最後還是退燒了，而且隔離期間也結束，所以就回家了。

雖然身體沒什麼不舒服的地方，但從旅館走回家時，突然覺得非常疲勞。之前在旅館時，一直躺在床上靜養，但是稍微走快一點就覺得很疲倦。

回到家之後，這種疲倦感還是一直困擾著齊藤小姐，而且每次洗澡都

會掉很多頭髮，多到都可以堵住排水口，而且也出現失去味覺與嗅覺。覺得這情況不妙的她上網查了一下之後，發現有可能是長新冠，便來到我的診所就診。

抽血檢查之後，發現她的鋅濃度太低，所以建議她飲用鋅保健食品，也以中藥以及生活療法安排療程。由於她有舌頭腫脹的問題，而這種問題在中醫稱爲「水毒（體內的水分過多或不足）」，也出現手腳冰冷與瘀血的症狀。雖然目前還不知道因果關係，但許多長新冠患者都有水腫的問題，有些人則是因爲過於疲倦，無法活動，導致血液循環變差，以及手腳冰冷。這些症狀都可利用中藥改善，但這不代表「中藥就能解決長新冠」，只是一邊觀察患者的狀況，一邊根據症狀開藥而已。利用中藥調理身體之後，通常其他的症狀也會緩和許多。另一方面，則是以「讓患者不會覺得疲倦」的生活療法進行治療。齊藤小姐在接受治療兩個月之後，味覺與嗅覺就恢復了一半左右。

專欄 1

檢測是否感染新冠病毒的方法大致分成三種

不管是哪種檢查方法，都不是百分之百精準

就目前而言，若想知道自己是否感染了新冠肺炎，「PCR檢查」應該是最爲人所知的檢測方法。

所謂的PCR檢查就是利用專門的藥劑（試藥）讓新冠病毒的遺傳基因不斷地複製與放大，確認新冠病毒是否存在。目前PCR檢查分成將棉花棒探入鼻腔採集檢體的「鼻咽頭PCR」，以及採集唾液的「唾液PCR」這兩種。一般來說，感染了新冠肺炎之後，可在發病前的幾天檢查到新冠病毒。不過，就算體內眞的有病毒，只要採集的位置沒有病毒，檢測結果也會是陰性。

「抗體檢測」則是抽血檢查有無新冠病毒抗體的檢測方式，通常是用來確認過去是否感染過新冠病毒。IgM這種抗體會在發病之後的兩週檢出，又會在數週之後消失，所以很適合檢驗最近是否曾經感染。至於IgG這種抗體，若是一般的傳染病的話，一整年都有可能檢出。不過，就算沒檢查到抗體，也不代表不曾感染。

此外，還有利用新冠病毒抗體找出抗原的「抗原檢測」這種方法。不過這種檢測方式常出現僞陽性的結果，所以將這種方式視爲PCR檢測的輔助檢測即可。

Part 2

長新冠
真的很可怕！

長新冠在每個人身上的症狀都不同，而且就連醫師也不知道該如何診斷與治療，患者也有可能因為這些症狀而無法得到家人、上司或同事的諒解。第一步先一起了解長新冠到底有哪些症狀吧。

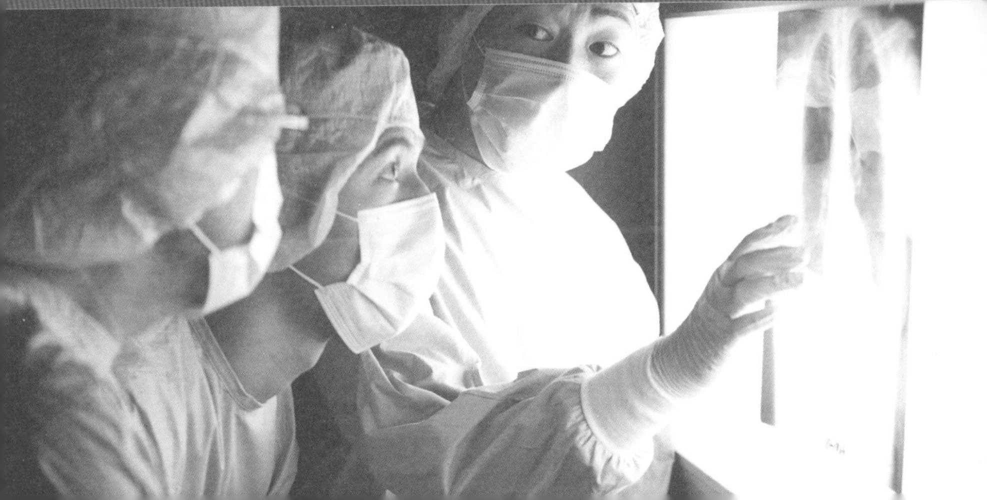

Symptoms 後遺症症狀

01 長新冠症狀居然有這麼多種！

許多人都有多種症狀

一般認為，年輕人就算感染了新冠肺炎，通常只會是無症狀或是輕症。但絕不能在康復之後就掉以輕心，因為許多人反而因為各種長新冠症狀所苦。

長新冠的症狀可說是詭譎多變。最為人所知的就屬味覺障礙與嗅覺障礙，但其實還包含久久不退的輕微發燒（包含間歇發燒）、倦怠感、容易疲倦、覺得胸口怪怪的、咳嗽、氣喘這些症狀，有些人還會覺得喉嚨不舒服，或是出現呼吸困難、食慾不振、腹痛、關節痛、頭昏、臉部漲紅、頭痛、發冷、皮疹、掉髮這類症狀。

在這些症狀之中，突然暴增的是久久不退的輕微發燒症狀。許多人除了有輕微發燒的症狀之外，還有倦怠感、容易疲倦以及其他的症狀，而且就算治療了二至三個月也很難根治。食慾不振有可能是因為味覺與嗅覺失常而食不下嚥。關節痛則常於下半身的膝蓋、腳踝出現。有些患者則是覺得大腿與小腿這些下半身的部位疼痛。

長新冠的主要症狀

- 久久不退的輕微發燒
- 倦怠感
- 容易疲勞
- 胸口不舒服
- 類似咳嗽、氣喘的症狀
- 喉嚨怪怪的
- 呼吸困難
- 食欲不振
- 掉頭髮
- 腹痛
- 關節痛（尤其是下半身）
- 頭昏、臉部漲紅
- 頭痛
- 畏寒
- 皮疹
- 胃食道逆流症　其他

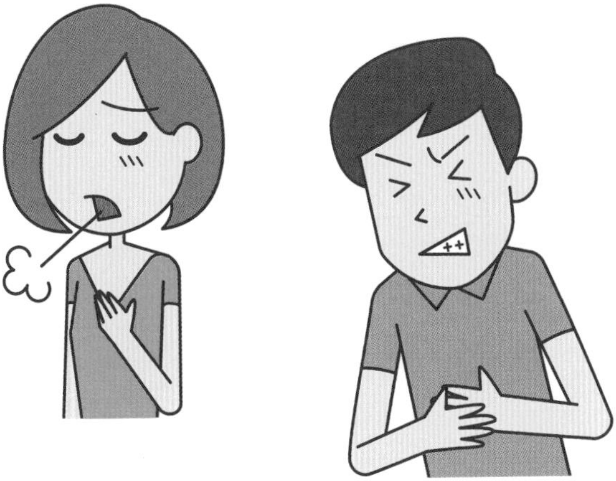

這裡是重點！

☑ 長新冠的發病機制目前仍不明朗

☑ 目前以對症療法為主要的治療方式

對於長新冠症狀並未全盤了解

周遭親友的不諒解將長新冠患者逼入絕境

長新冠的症狀非常多變，發病的時間點也因人而異。就算去醫院接受檢查，往往也只得到「心因性疾病」的答案。就現狀而言，許多人都未能得到適當治療。就算被診斷出是長新冠，周圍人們也只會說「不是已經康復了？」「你到底還要偷懶多久？」有些患者在聽到這些閒言閒語之後，會勉強自己振作，卻因此導致長新冠惡化，甚至危及生命。

在長新冠的症狀之中，最常見的就是「疲倦」。這症狀與心情無關，也不是振作就能解決的問題。一旦陷入這種「極度疲憊」（參考58頁）狀態，就會湧現難以擺脫的疲倦感，變得沒辦法走動或是站立，有些人甚至必須叫救護車。

長新冠的治療重點在於該如何避免患者陷入這種極度疲憊狀態，而治療的大前提則是盡可能不要勉強患者活動，所以周遭親友也得多幾分的諒解。每個人都能正確認識長新冠這點在今後也將愈來愈重要。

長新冠的分析

長新冠常見症狀

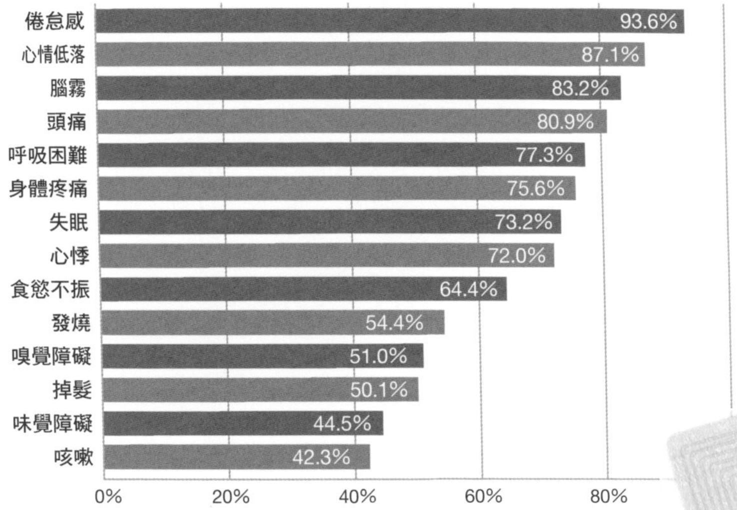

●這是在從全國各地來到平畑診所接受診治的 1,500 位患者之中，能完整分析的 1,381 人的症狀（475 人，複選）（2021 年 4 月 13 日的資

長新冠的特徵

- 約有三分之一的患者接近**一週有一半以上待在自家，臥病在床**的狀態。
- 周遭親友對長新冠的了解不深，所以未能諒解患者。
- 能針對長新冠提供建議的醫療機構仍然不多。
- 好發於四十幾歲的患者身上。非重症的年輕族群也有長新冠的問題。
- 「新冠肺炎的嚴重程度」與「長新冠的嚴重程度」無關。
- 就算是無症狀的新冠肺炎，也有可能罹患長新冠。

這裡是重點！

☑ 約有三分之一的人幾乎臥病在床

☑ 對於長新冠的了解仍然不夠

嗅覺與味覺障礙會與其他症狀併發

無法利用嗅覺或味覺判斷是否感染

感染新冠肺炎之後，很容易出現嗅覺或味覺失調的問題。義大利曾對新冠肺炎確認者的嗅覺與味覺障礙提出論文，而這份論文指出，確診者（調查對象二〇四人）有六四・四%的人在嗅覺與味覺產生變化，但這並不是在說只有嗅覺與味覺出現異常。這份論文也指出，只出現嗅覺或味覺障礙的患者僅三%，這結果的確令人感到意外。

此外，最初出現嗅覺與味覺異常的確診者爲一一・九%，與其他症狀一起出現的患者有二二・八%，其他症狀先出現，後來才出現嗅覺與味覺異常的患者有二六・七%（※）換言之，只出現嗅覺或味覺異常的比例僅三%，大部分的人都會連帶出現發燒、咳嗽、疲勞或是其他症狀。如果只以嗅覺或味覺異常判斷是否感染新冠肺炎，可說是極度危險。

如果嗅覺與味覺遲遲無法恢復正常，或許是因爲其他疾病所致。鋅的攝取量不足、藥物的副作用、肝腎功能障礙、糖尿病、甲狀腺失調、舌炎，都有可能出現嗅覺與味覺障礙。

※ 出處：SG.Spinato,et.al.Alternations in smell and taste in mildly symptomatic outpatients with SARS-CoV infection. JAMA, April 22（online）,2020.

64.4% 出現嗅覺、味覺異常

不過，常於其他症狀併發

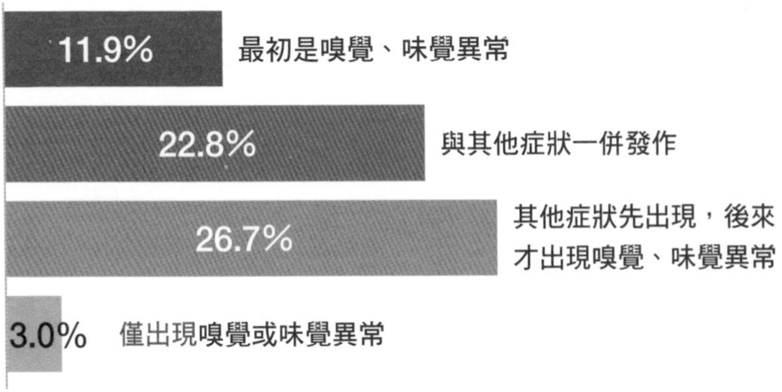

嗅覺或味覺異常的原因

鋅的攝取量不足、藥物的副作用、肝腎功能障礙、糖尿病、甲狀腺失調、舌炎、唾液腺功能障礙、憂鬱症、精神官能症、腦血管障礙、聽覺神經瘤、耳鼻類的末梢神經障礙、感冒之後的身體變化、消化道切除的影響、發炎性腸道症病

和其他

這裡是重點！

☑ 只出現嗅覺、味覺這類長新冠症狀的案例僅 3.0%

Symptoms 後遺症症狀 04

血液出現異常 血纖維蛋白溶解酶系統異常

很容易併發中風或腦溢血

目前已知的是，一旦感染新冠肺炎，血纖維蛋白溶解攜系統（血液的凝固是否正常）容易出現異常。

一般來說，大部分的傳染病都會「抑制纖維蛋白的降解」，有些因爲感染而引起的發炎症狀會讓血液在一時之間變得很容易凝固，但是只要抑制這種凝固的身體機能發揮作用，這個症狀就會消失。不過，若是感染了新冠肺炎，這個症狀就有可能一直持續，甚至是惡化。

日本血栓止血學會調查六位新冠肺炎重症患者之後，發現這些患者有難以抑制血液凝固的「促進纖維蛋白降解」的症狀，其中兩例還併發了腦中風的問題。換言之，當血纖維蛋白溶解攜系統出現異常，就有可能導致腦中風、腦溢血這類腦部問題。

日本是以血氧量、CT圖片以及D—二聚體（D-dimer）這項抽血檢查值爲重症的指標。這項抽血檢查值可判斷血纖維蛋白溶解攜系統是否出現異常。不過，在長新冠之中，血纖維蛋白溶解攜系統出現異常算是相對少見，所以康復之後，不太需要擔心血栓的問題。

血纖維蛋白溶解酶系統異常的機制

血液能否在血管之內順利流動，端看凝固（阻止出血）與溶解（溶解血栓）能否維持平衡

▼

何謂血纖維蛋白溶解酶系統？

血管管壁一旦受傷，血小板就會紛紛湧向傷口，進而形成血塊（血栓）。凝成血栓的是「凝血因子」，溶解血栓的是「纖溶因子」

感染新冠肺炎之後，
血纖維蛋白溶解酶系統就會發生異常
（中風的風險增加）

▼

不過，就長新冠的症狀而言，
血纖維蛋白溶解酶系統出現異常的例子不多
（不用太過擔心血栓或是腦中風）

這裡是重點！

- ☑ 新冠肺炎容易造成血栓
- ☑ 在長新冠的症狀之中，血栓的例子不多，所以不用太過擔心

Symptoms 後遺症症狀 05

入侵消化道之後，就會造成下痢、腹痛與嘔吐

病毒會從腸道與食道的細胞

有許多報告指出，新冠肺炎會造成下痢，以及隨之而來的腹痛與嘔吐。

為什麼感染新冠肺炎會出現下痢這類症狀呢？

新冠病毒是透過ACE2（血管收縮素轉化酶II）與TMPRSS2（跨膜絲胺酸蛋白酶II）這兩種酵素入侵人體細胞。新冠病毒的形狀是表面有多個突起物的球狀，這些突起物與ACE2受體結合之後，新冠病毒便得以入侵細胞。所謂的受體就是將來自體內或體外的刺激轉換成資訊的器官。TMPRSS2也具有受體的功能。ACE2與TMPRESS2多存在於肺部、小腸上皮，ACE2也常於上部食道、肝臟、大腸發現，所以新冠病毒特別容易入侵腸道或食道這類消化道，所以才會引起下痢、腹痛、嘔吐與食慾不振這類症狀。

此外，也有報告指出，在糞便之中的新冠病毒比咽頭的新冠病毒的存活時間更久，所以去完廁所，一定要徹底洗手與消毒。

消化道容易出現症狀的原因

新冠病毒的感染機制

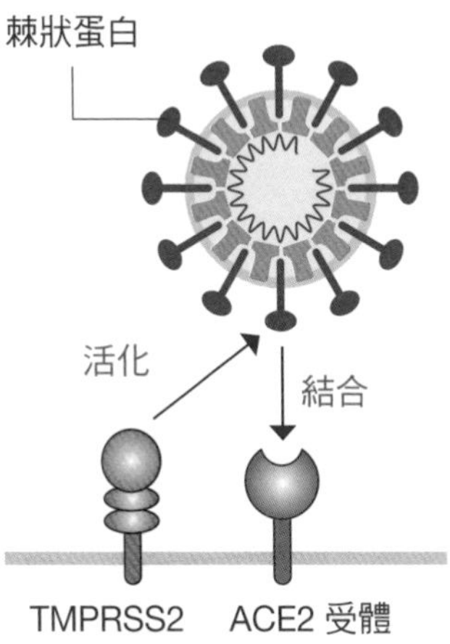

新冠病毒是透過ACE2與TMPRESS2這兩種酵素入侵細胞

▼

ACE2是細胞表面的受體，會出病毒表面的突起物，也就是棘狀蛋白結合

▼

位於細胞表面的TMPRESS2會截斷棘狀蛋白的一部分，讓新冠病毒入侵細胞

! 新冠病毒會從ACE2與TMPRESS2較多的消化道入侵，造成下痢、腹痛、嘔吐、食慾不振這類症狀

ACE2與TMPRESS2常見於肺部與小腸上皮

ACE2常於食道上部、肝臟與大腸存在

這裡是重點!

☑新冠病毒容易從消化道入侵

☑所以容易引發消化道相關症狀

Symptoms

後遺症症狀

06

中國兒童的新冠肺炎輕症率高達五〇·九%

中重症的案例也不少

一般認爲，小孩子不容易感染新冠肺炎，就算感染，也通常止於輕症，但目前已知的是，情況並非如此。

中國疾病管理預防中心的論文指出，在針對二一四三名小孩（確診七三一名、疑似確診一四一二名、中位數七歲）進行調查之後，發現有九成以上爲無症狀到中症，其中無症狀的比例爲四·四%，輕症的比例爲五〇·九%。

大家在看到多半都是輕症的這項數據之後，是不是覺得比想像中來得少呢？若是排除無症狀或輕症的案例，就可以發現中重症的案例其實也不少。

順帶一提，這份論文將輕症定義爲發燒、流鼻水、咳嗽、倦怠感、肌肉痛、嘔吐、腹瀉。這些症狀雖然很像是感冒也有的症狀，但是有小孩的家長應該還是很擔心自家小孩感染新冠肺炎吧。

最近變種的新冠病毒從國外不斷移入日本，也因此造成極大的問題。尤其是來自英國的變種新冠病毒，具有小孩也很容易感染的結構，所以有必要多加防範。今後恐怕會有更多孩子感染新冠肺炎。

小孩的症狀很像感冒！

發燒　肌肉痛
流鼻水　嘔吐
咳嗽　腹瀉
倦怠感

大部分的
小孩都
在1至2週之內
康復

孩子因為輕微發燒以及倦怠感無法上課，
或是沒辦法上體育課而來諮詢的家長愈來愈多

感染新冠肺炎的小孩約有半數是輕症

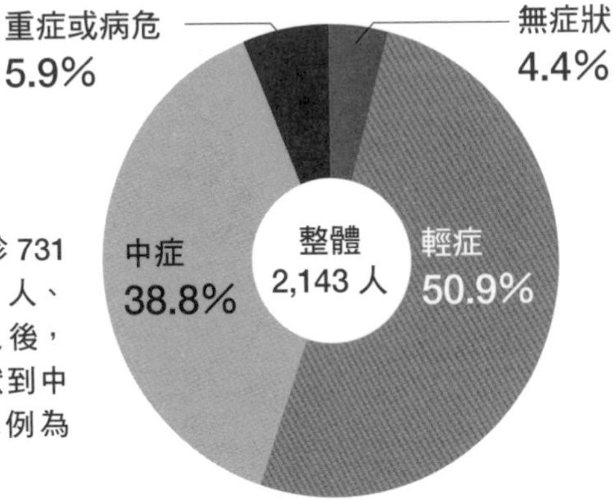

●對 2,143 名小孩（確診 731 人、疑似確診 1,412 人、中位數 7 歲）調查之後，發現有 90% 為無症狀到中症，其中無症狀的比例為 4.4%，輕症為 50.9%

中國疾病管理預防中心的調查

這裡是重點！

- ☑ 小孩就算感染，有半數為輕症
- ☑ 變種病毒具有小孩也容易感染的構造

罹患腦血管、心血管疾病的風險增高

因感染新冠肺炎而併發腦中風的機率為四・九%

一般認爲，高血壓或糖尿病患者本來就是腦中風或心肌梗塞的高風險族群，但是在罹患新冠肺炎之後，這些併發這類疾病的風險將進一步升高。

中國武漢的調查指出，因新冠肺炎引起的急性腦中風的發病機率約爲四・九%，也有報告指出，呼吸道疾病患者在最初的三天併發腦中風的風險爲平常的三・二至七・八倍。在這份報告出爐之後，日本國立循環器官疾病研究中心醫院豐田一則院長以及全世界十八個國家的腦中風臨床醫師紛紛整理了新冠肺炎患者腦中風診治重點，也呼籲各界注意併發腦中風的現象。

在治療新冠肺炎的同時，若需要連帶治療腦中風，就很有可能危及生命。此外，高血壓或糖尿病這類慢性病本來就會讓動脈逐漸硬化，所以這些人罹患急性腦中風的風險很可能大增。

似乎有不少人在自我隔離的時候運動量不足以及吃太多，也因此而變胖不少。建議大家除了防疫之外，還要記得適度運動，以及注意飲食。

因為感染而導致腦中風機率大增

何謂腦中風

- **腦血管堵塞的腦梗塞**
- **腦血管破裂與出血的腦溢血**
- **包覆大腦的蜘蛛膜的下腔出血的蜘蛛膜下腔出血**

風險因子

曾經中風、高齡、高血壓、心律不整、糖尿病、腎臟病、肺部疾病、循環器官的慢性病、肥胖、抽菸都可能導致中風轉為重症。年輕人一旦中風，術後也有可能留下嚴重的後遺症

腦中風前兆

頭痛、頭昏、單邊的臉或手腳無法動彈、麻痺、口齒不清、沒辦法好好說話。要特別注意腦中風前兆之一的暫時性腦缺血（有半數以上的患者會在 48 小時之內併發腦中風）

這裡是重點!

- ☑ 最初三天併發腦中風的風險高達 3.2 至 7.8 倍
- ☑ 有慢性病的人需要特別注意併發腦中風的問題

Symptoms
後遺症
症狀

08

糖尿病使新冠肺炎的治療期間拉長，需要更多時間康復

有些藥會讓新冠肺炎轉為重症

有糖尿病的人要特別預防新冠肺炎。

糖尿病患者一旦感染新冠肺炎，血糖值就會急速上升，視網膜病變與腎臟病這類併發症發作的風險也會跟著上升。尤其在血液充滿葡萄糖的高血糖環境之下，病毒非常容易繁殖，所以一旦感染就很容易轉成重症，也會拖很久才能康復。

也要特別注意降血糖藥。尤其是無法自行分泌胰島素的一型糖尿病患者在服用 SGLT-2 抑制劑的時候感染，很有可能會引起 DKA（糖尿病酮酸中毒）。DKA 會造成噁心、嘔吐、腹痛、意識模糊這類症狀，是非常危險的疾病。

SGLT-2 抑制劑以伊格列淨、福適佳膜衣錠、魯格列淨、託格列淨、Apleway、可拿糖膜衣錠、恩排糖膜衣錠這些藥劑名稱最爲有名。

要注意的是，SGLT-2 抑制劑以外的降血糖藥也有可能引起 DKA，DKA 除了會在一型糖尿病發生，也會在二型糖尿病發生。如果有這方面疑慮，建議請教熟悉的醫師降血糖藥的處方以及 DKA。

要特別注意降血糖藥

何謂一型糖尿病？

控制血糖值的胰島素是由胰島（朗格漢斯島）的 β 細胞製造，而一型糖尿病就是大部分的 β 細胞因為自我免疫而被破壞的疾病

誘因

急性感染症、心肌梗塞、腦中風、胰臟炎、外傷

DKA（糖尿病酮酸中毒）的症狀

噁心、嘔吐、腹痛、意識朦朧、高血糖、高酮血症、代謝性酸中毒

⇨ 高血糖會引起高滲透壓利尿症狀，導致體液與電解質明顯減少

⇨ DKA 主要會於一型糖尿病發生

為什麼會因為新冠肺炎而轉為重症

一般認為，轉為重症的原因是新冠病毒對胰臟的胰島的直接毒性以及促進酮症的發炎反應亢進，還有食慾不振、嘔吐與因為 SGLT-2 抑制劑的利尿效果導致的脫水。

這裡是重點！

☑ 病毒會在高血糖的環境下快速繁殖

☑ 長期服用降血糖藥的人要特別注意

Symptoms 後遺症症狀 09

動脈硬化比高血壓更值得注意

比高血壓風險更高的是動脈硬化

高血壓是讓新冠肺炎轉爲重症的慢性病的代表之一，但是大家不用因爲患有高血壓而過度緊張，要注意的反而是因爲高血壓而動脈硬化的問題。

動脈硬化會導致心臟與腦部的血管變細，如此一來，血液循環就會變差。若在這種狀態下感染新冠肺炎，將氧氣送至全身的肺部就會受傷，氧氣就無法送到心臟或是大腦，也就容易誘發心肌梗塞或腦中風這疾病。所以，高血壓患者要盡力降低血壓，避免動脈硬化。長期服用高血壓藥降低血壓的患者，請一如既往地服藥。

順帶一提，新冠病毒是從ACE2受體入侵細胞（參考38頁），所以有部分研究學者對ACE抑制劑或是ARB這類高血壓藥存有疑慮，但大部分的醫療機構都認爲服用高血壓藥沒有問題。因爲高血壓而服用高血壓藥的人透過藥物降低血壓，可說是預防新冠肺炎轉爲重症的最佳對策。

動脈硬化會導致新冠肺炎轉為重症

比起高血壓，與高血壓有關的血管內皮功能障礙或是器官衰竭很有可能是新冠肺炎轉為重症的原因。動脈硬化會導致轉為重症的風險增加。

動脈硬化 ⇄ 高血壓

▼

容易發生
心肌梗塞、腦中風

居家機會增加的高血壓患者需注意下列事項

- 不要自行停藥
- 一有任何疑慮就洽詢醫師
- 減少鹽分攝取
- 盡可能維持足夠的運動量
- 不要忘記量血壓

這裡是重點！

☑ 高血壓容易導致動脈硬化
☑ 降低血壓是預防新冠肺炎轉為重症的關鍵

Symptoms
後遺症
症狀
10

COPD會引起肺炎以及新冠肺炎轉為重症

一旦發生病毒性肺炎就會轉為重症

COPD（慢性阻塞性肺病）是呼吸道疾病之一，過去曾被稱爲肺氣腫。這種疾病主要是因爲抽菸導致肺部或支氣管的肺泡破裂所引起，而這也是導致新冠肺炎轉爲重症的關鍵之一。

中國曾針對新冠肺炎的重症與COPD、抽菸習慣的相關性進行研究。這個研究指出，比起不抽菸的人，因爲抽菸而有COPD的人在感染新冠肺炎之後，轉爲重症的風險高達四倍以上。當肺部功能因COPD而受損，就很容易引起病毒性肺炎，而病毒性肺炎會讓新冠肺炎快速轉爲重症，需要很長一段時間才能康復。雖然可利用人工呼吸器或是葉克膜（Extra-Corporeal Membrane Oxygenatiion，縮寫ECMO，全名體外循環膜肺維生系統）治療，但還是有一些患者因爲等不到病毒性肺炎痊癒就過世。

除了COPD患者之外，強烈建議老菸槍藉著這次的疫情戒菸。戒菸不只是爲了自己好，還能避免家人吸到二手菸。如果實在無力自行戒菸，建議前往戒菸門診接受治療。

COPD 會導致新冠肺炎轉為重症的風險上升

何謂 COPD ?

因為抽菸或是其他情況吸入有害物質，導致細微的支氣管或是肺部慢性發炎，呼吸功能衰退的疾病。主要會出現喘不過氣、咳嗽、痰變多、胸悶這類不適症狀。

COPD 患者感染新冠肺炎的話……

當肺部因為 COPD 而無法順利吸收與送出氧氣，就有可能因為病毒性肺炎而受損，肺炎也會變得很不容易痊癒，新冠肺炎轉為重症的風險也有可能高出一般人四倍。

容易發生病毒性肺炎

恢復期很長

人工呼吸器或葉克膜的效果也不明顯

轉為重症的風險高達四倍以上！

這裡是重點！

☑ 一旦發生病毒性肺炎就容易轉為重症

☑ 總之要先戒菸，也可以前往戒菸門診接受治療

Symptoms

後遺症症狀

11

當免疫力因治療癌症下降時，就很容易轉為重症

正在接受治療的人，轉為重症的風險會增加

癌症（惡性腫瘤）也是新冠肺炎轉爲重症的因素之一。話說回來，就算都是癌症患者，有些人正在接受治療，有些則是治療已經結束五年以上的人，新冠肺炎轉爲重症或是因爲新冠肺炎而死亡的風險當然也不一樣。

英國針對一千七百萬人以上的資料進行分析之後發現，如果罹患的是胃部、腸道這類固態腫瘤（血液之外的癌症的總稱），而且是被診斷爲癌症還不滿一年的患者（約八萬人），因爲感染新冠肺炎而死亡的風險是一般人的一點七二倍，如果是被診斷爲癌症，卻已經超過五年以上的患者（約54萬人），死亡風險與健康的一般人幾乎相同。

另一方面，中國武漢的研究指出，感染新冠肺炎的癌症患者約有一半會轉爲重症，甚至有報告指出，在投以抗癌藥物之後的十四天之內，轉爲重症的風險上升至四倍。

由此可知，正在接受癌症治療的人，免疫能力通常都很弱，所以要更小心新冠肺炎。即使覺得很難過，也應該盡可能減少與家人或朋友的接觸，乖乖地待在家裡靜養。

癌症會讓新冠肺炎轉為重症的風險增加四倍

癌症與新冠肺炎的相關性

這是針對中國武漢市三家醫病的資料進行分析之後，在二〇二〇年一月十三日至二月二十六日這段期間，28位感染新冠肺炎的癌症患者(所有患者都曾接受抗癌治療)的情況

■與進入加護病房、使用人工呼吸器相關的風險因子

- 肺癌患者有7例(25.0%)，也是最多的情況
- 疑似院內感染的症例(28.6%)
- 有6例(21.4%)在確診十四天之內接受抗癌治療
- 有1例(3.6%)同時接受抗癌藥物治療與免疫療法

■癌症與新冠肺炎造成的死亡率

- 有53.6%的癌症患者轉為重症，死亡率為28.6%(中國武漢的研究)
- 於十四天之內投以抗癌藥物，會讓新冠肺炎轉為重症的風險增加四倍(中國武漢的研究)

這裡是重點！

☑若是正在接受癌症治療的患者，免疫力通常很弱
☑盡可能減少與他人的接觸，以及在家靜養

專欄 2

新冠肺炎能利用其他疾病的預防接種治療預防嗎？

為了避免複合感染，建議大家接種

二〇二〇年冬天，日本厚生勞動省爲了避免新冠肺炎與流感同時爆發，呼籲高齡者以及其他新冠肺炎重症高風險族群接種流感疫苗。

「流感疫苗應該也能有效預防新冠肺炎吧？」有些人對於流感疫苗抱持著這類期待，而美國康乃爾大學的醫師群組曾針對義大利的高齡者進行調查，發現在流感疫苗接種率爲四〇%的地區，因新冠肺炎而死亡的比例約爲一五%，反觀在接種率爲七〇%的地區只有六%。

不過，只有這份調查的話，還無法就此斷定流感疫苗能有效預防新冠肺炎，目前也還不知道流感疫苗對於新冠肺炎有哪些影響，而且也不知道肺炎鏈球菌疫苗對於新冠肺炎有哪些影響。

不過，接種疫苗的確能全面提升身體的免疫力，所以應該能預防新冠肺炎，或是讓新冠肺炎輕症化。雖然其他疾病的疫苗不一定能預防新冠肺炎，但至少能避免同時感染流感或是新冠肺炎，所以還是請大家盡可能接種疫苗。

Part 3

長新冠會痊癒嗎？

感染新冠肺炎之後，該注意哪些生活習慣才能預防長新冠，
以及出現疑似長新冠的症狀之後，又該如何面對與治療？
讓我們一起學習正確面對長新冠的知識吧。

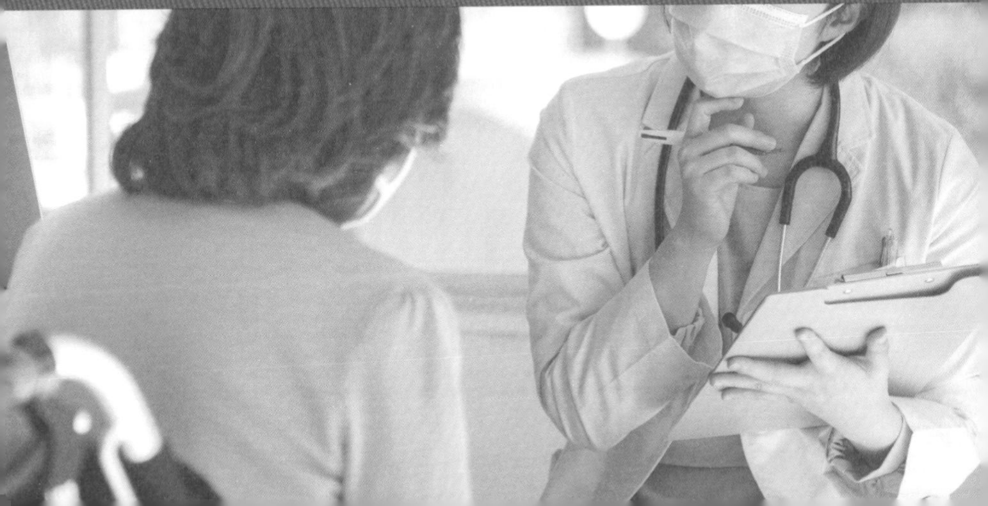

Treatment

後遺症治療法

01 全世界正在進行研究與調查的長新冠治療法

可透過現有的治療法康復

新冠肺炎後遺症（長新冠）常讓人以為康復了，卻在過了一陣子又復發。話說回來，大部分的患者都能在經過治療之後慢慢恢復。只要接受適當的治療，狀況一定會愈來愈好。

雖然有不少患者覺得「該不會這輩子都治不好吧？」也因此陷入絕望，但現階段已經有可行的治療法，全世界也都不斷地進行相關的調查與研究。我相信日後一定會出現更新的治療方式，希望現在被長新冠折磨的患者能對此抱有一線希望。

如果是想振作卻很難自行振作的患者，可試著接受線上診療，透過生活療法與藥物，待在家裡靜養兩個月，直到生活能夠自理為止。

據說英國約有一百一十萬名長新冠患者。除了英國之外，全世界的長新冠患者應該會急速增加，所以找到適當的治療方法是當務之急。

長新冠的種類其實非常多元

長新冠的男女比例

女性約為男性的 1.5 倍

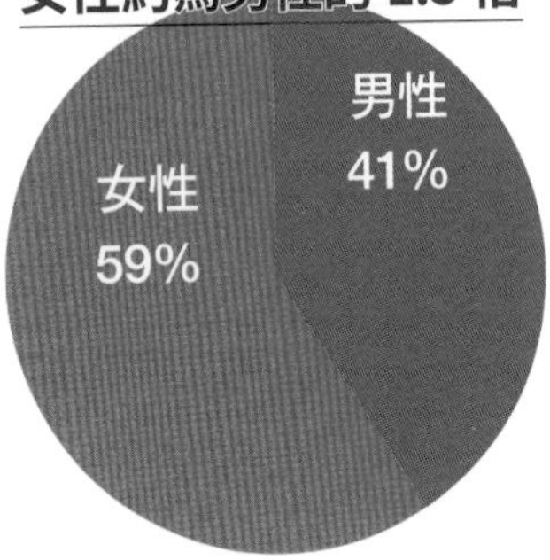

資料提供：平畑診所

●會同時出現多種症狀。會有 5 至 6 種症狀出現，例如疲倦、輕微發燒、呼吸困難、抽筋、味覺與嗅覺異常。

●也有可能出現單一症狀。例如掉髮、胸痛或是呼吸困難

⬇

當務之急是確立正確的治療方式

長新冠患者各年齡層比例

好發於 20 至 40 幾歲的年輕族群

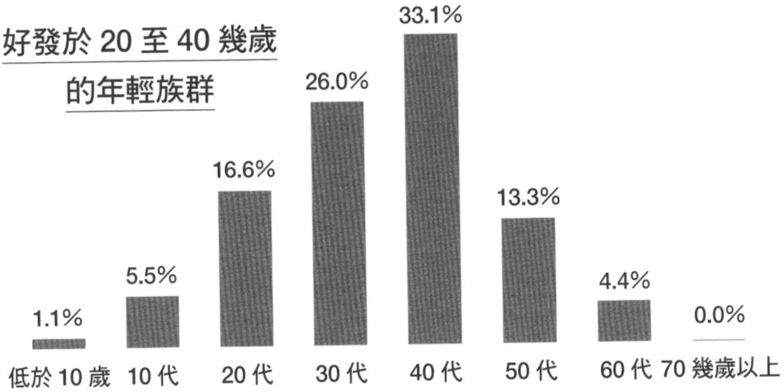

資料提供：平畑診所

這裡是重點！

☑ 全世界都在調查與研究長新冠，確立治療方法是當務之急

新冠肺炎康復後，不要急著回歸職場，而是要好好靜養

不管出現什麼症狀，休息是不變的定律

許多人在感染新冠肺炎之後，都很擔心該在何時回歸職場。

其實就敝院的統計而言，在八百一十九位長新冠患者（包含疑似）之中，工作受到某些影響的人有六四・七％（請參考第57頁），約有三分之二的人受到了影響。

其實長新冠的症狀非常詭譎多變，各種症狀的治療方式也各有不同，但唯一可適用於任何患者的治療方式就是「不要太過勞累」。一旦為了「恢復體力」而勉強自己運動，有時會弄巧成拙，導致長新冠的病情惡化，甚至會出現第58頁介紹的PEM或是陷入極度疲憊狀態，所以替自己準備一個覺得疲倦就能立刻躺下來休息的環境最為理想。想事情也會造成大腦疲勞，所以盡可能不要玩手機或是看電視，在家裡放空是最理想的靜養。

也不要急著回歸職場，在能夠輕鬆地打掃、洗衣服、準備餐點，以及自理生活之前，先不要一直想著要趕快回去上班。總之就是先待在家，好好靜養吧。

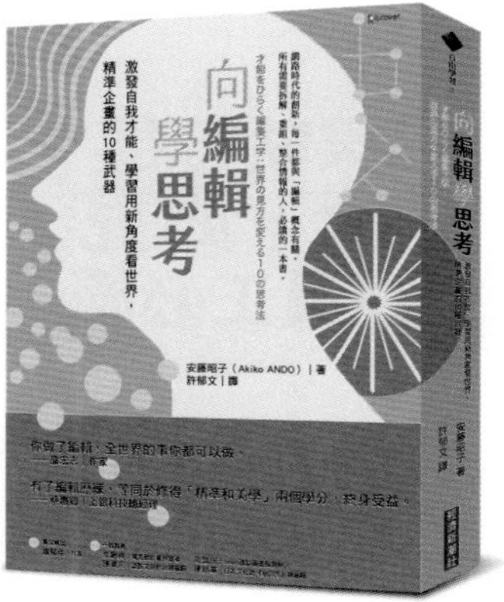

向編輯學思考：

激發自我才能、學習用新角度看世界，
精準企畫的10種武器

作者｜安藤昭子　譯者｜許郁文
定價｜450元

博客來、誠品 5 月選書

網路時代的創新，每一件都與「編輯」的概念有關。
所有需要拆解、重組或整合情報的人，必讀的一本書。

你做了編輯，全世界的事你都可以做。
——詹宏志（作家）
有了編輯歷練，等同於修得「精準和美學」兩個學分，終身受益。
——蔡惠卿（上銀科技總經理）

提到「編輯」，你想到什麼？或許你想到的，多半都是和職業有關的技能。事實上，編輯不是職稱，而是思考方式。
本書所指的編輯，是從新角度、新方法觀看世界和面對資訊與情報，藉此引出每個人與生俱來的潛能。
本書作者安藤昭子師承日本著名的編輯教父松岡正剛，安藤將松岡傳授的編輯手法，濃縮為10種編輯常用的思考法，以實例、練習和解說，幫助我們找到學習觀看世界的新角度。

感染之後的復職

■長新冠「對工作的影響比例」為 64.7%

在 819 位長新冠患者（包含疑似）之中，
狀態最糟的時刻（2021 年 4 月 13 日）

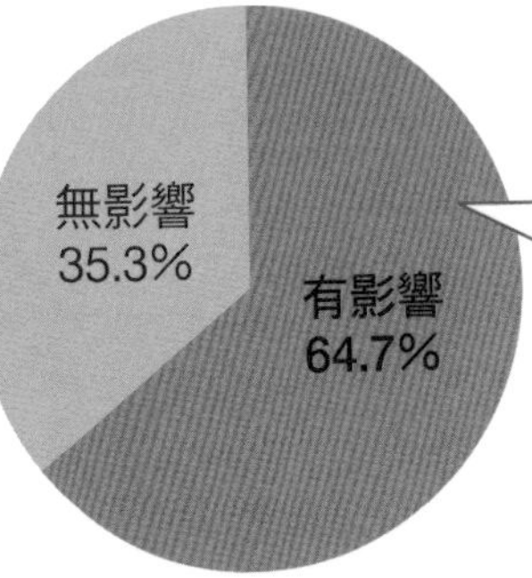

縮短上班時間、居家工作：84 人
沒休息到一半就回去工作：48 人
休息超過一半就回去工作：48 人
留職停薪：321 人
解雇、離職、倒閉：29 人

出處：平畑診所

■感染新冠肺炎之後的復職時間點

在能夠輕鬆地完成家事之前，
都無法回歸職場
（能輕鬆地完成打掃、洗衣服、準備餐點以及生活自理）

回歸職場之前的生活方式

不要讓自己太過勞累，靜靜地待在家裡
不要從事耗費腦力的工作
不要聽搖滾樂，以小音量播放古典樂
規定玩手機的時間，盡可能不要看電視
不要逼自己運動，靜養才能恢復體力

這裡是重點！

- ✓ 感染之後，不要勉強自己運動。
- ✓ 不要動腦，徹底放空是最佳的靜養。

Treatment

後遺症治療法 03

要注意疲倦感與疲勞感都非常強烈的PEM

除了運動之外，連散步也不行！

有些新冠肺炎的康復者提到「身體變得很懶散（倦怠感強烈）」、「體力比以前差，一下子就覺得很累」、「身體像鉛塊般沉重」。

這種從康復之後的幾小時，到幾天之後出現的倦怠感或是類似的長新冠，就稱爲勞動後倦怠（post-exertional malaise，PEM）。

一旦出現PEM的症狀，還硬是要活動身體的話，有可能會陷入必須連續躺在床上幾天到幾個月的「躺平」狀態。如果懷疑出現了PEM的症狀，除了不要慢跑與健行，連散步也該盡可能避免。感染新冠肺炎之後，身體的生體反應會變得過於激烈，大腦有可能受影響，所以才會出現強烈的疲倦感或疲勞感。

服用具有BCAA（必須胺基酸之一）的保健食品（或健康食品），可緩解PEM的症狀，但是就算症狀消失，短時間內還是不要太過勉強自己活動，覺得像鉛塊沉重般的身體也會隨著時間慢慢變得輕鬆，所以請大家不要太過著急，靜待症狀消失吧。

※Post-exertional malaise の略

要特別注意強烈的倦怠感（PEM）

新冠肺炎痊癒之後

發病之後十天，症狀也變得緩和許多之後，
再經過72小時，新冠肺炎痊癒

出門買東西、做家事，
或是從事一些輕鬆的活動

↓

幾小時至幾天後

突然變得很疲勞 ⇨ PEM的症狀

出現「像揹著鉛塊走路，很不尋常的倦怠感」，渾身上下擠不出半點力氣。有些人甚至得躺在床上幾天至幾個月（這就是極度疲憊狀態）

對策

- 如果出現 PEM 的症狀，連散步都禁止。盡可能不要活動身體，可以的話，也要去專門的醫療機構接受治療。工作或學校也應該請假。
- 不需要多餘的運動。差不多過了半年之後，活動力就會慢慢地恢復，所以務必靜養。

這裡是重點！

☑ 有時候會出現強烈的倦怠感（PEM）
☑ 此時很容易陷入極度疲憊狀態，所以務必靜養！

Treatment
後遺症治療法

04 若一直咳嗽，可能會引起肺炎，可考慮在家進行氧氣治療

氧氣與二氧化碳的交換出問題

新冠病毒是會引起嚴重肺炎的病毒。一旦發生肺炎，後續會出現接二連三的症狀，有不少人會一直咳個不停，或是呼吸困難，或是被其他的長新冠症狀折磨。有些人就算做了電腦斷層檢查，也看不出所以然來，但還是一直咳嗽或是喘不過氣。

當肺部支氣管末端的肺泡與微血管之間的「間質」因爲新冠肺炎而發炎，就會出現所謂的「間質性肺炎」，此時發炎的肺泡會纖維化，也就是會變硬，而這種症狀稱爲「肺纖維化」，而這些因爲纖維化而變硬的組織不會在肺炎治好之後恢復原狀，所以氧氣與二氧化碳在肺部的交換就會變得不順暢，而且咳嗽、生痰，咳嗽造成的胸痛、氣喘、疲倦以及相關的症狀也不會消失。

罹患間質性肺炎的人康復之後，血氧量通常很低，所以醫師有時會建議這些患者在家進行氧氣治療。此外，當肺部纖維化，從事會大量耗氧的運動就非常危險，所以千萬不要勉強自己從事這類運動。

30幾歲以上的「咳嗽」症狀

長新冠的症狀

	第一名	第二名	第三名
20幾歲	嗅覺障礙	味覺障礙	多痰
30幾歲	咳嗽	呼吸困難	倦怠感
40幾歲	咳嗽	倦怠感	呼吸困難
50幾歲	咳嗽	倦怠感	呼吸困難
60幾歲	咳嗽	嗅覺障礙	呼吸困難
70幾歲以上	咳嗽	倦怠感	呼吸困難

※ 根據日本國立國際醫療研究中心的調查

引起嚴重的肺炎

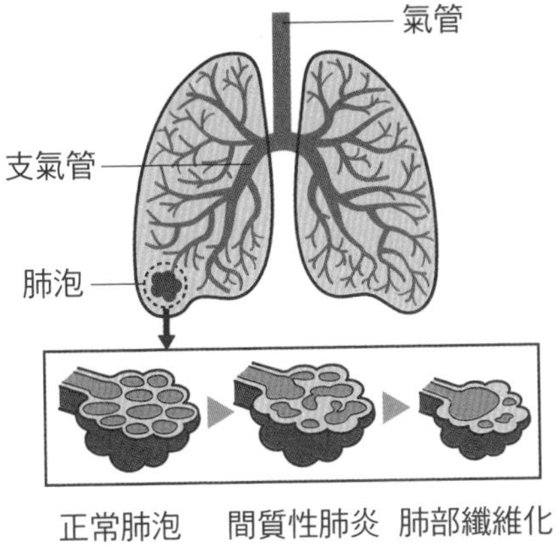

一旦因感染病毒而導致肺泡壁（間質）發炎，肺泡就會纖維化，甚至會演變成「肺部纖維化」。一旦纖維組織變得又厚又硬又結實，肺部就很難吸入氧化，也很難排出二氧化碳，氧氣與二氧化碳的交換就會變得不順暢。症狀越明顯的人，代表肺部的損害越嚴重。

這裡是重點！

- ✓間質性肺炎有可能演變成肺部纖維化
- ✓有時可以在家進行氧氣治療

Treatment
後遺症治療法
05

也有可能引起睡眠呼吸中止症

若是出現睡眠呼吸中止症的疑似症狀……

一如第60頁所述，出現氣喘、咳嗽這類呼吸器官的長新冠症狀之後，有可能會演變成「肺部纖維化」的問題。

除了這類症狀之外，呼吸器官相關的長新冠症狀還包含在睡覺的時候，呼吸中止，導致睡到一半突然醒過來的症狀，也就是在進入深沉睡眠之前，突然覺得喘不過氣而嚇醒的情況。

這種睡眠呼吸中止症分成空氣通道變窄的阻塞型與大腦無法傳遞呼吸指令的中樞性，而就長新冠的症狀來看，多數屬於後者的中樞性睡眠呼吸中止症，不過，爲什麼感染新冠肺炎會引發這種睡眠呼吸中止症，到現在還不知道確切的原因。

隨著新冠肺炎康復而出現的睡眠呼吸中止症通常只要等幾個月，症狀自然就會減緩，但是中樞性睡眠呼吸中止症有時會引發心臟衰竭的問題，所以建議大家接受心電圖、心臟超音波檢查以及抽血檢查（BNP），有時候還會視情況利用CPAP（持續正壓呼吸器）進行治療。

在快睡著之前的呼吸中止也很危險！

長新冠的症狀之一

在快睡著之前突然停止呼吸，嚇得醒過來

⇨ **有可能是「中樞性睡眠中止症」！**

睡眠中止症有兩種

⇨**中樞性** 大腦的呼吸中樞出現異常，導致在睡覺的時候，無法對呼吸肌肉造成刺激，導致呼吸完全中止。這種睡眠中止症有可能會導致心臟衰竭、心臟功能變差、腦中風，而在在大多數的情況之下，睡眠中止症都是這類心血管疾病的表徵。

⇨**阻塞性** 睡覺時，上氣道阻塞，導致氣流被堵住。如果打呼很嚴重，就有可能是阻塞性睡眠中止症

▼

解決方案

大概等幾個月，症狀就會緩解，
但有時需要利用 CPAP（持續正壓呼吸器）治療。

這裡是重點！

☑新冠肺炎痊癒後，常會發生中樞性睡眠中止症
☑在經過適當的治療之後，通常幾個月之內就會有所改善

06 在消化器官的長新冠症狀之中，胃食道逆流的情況居多

火燒心的症狀非常明顯

在長新冠的諸多症狀之中，「胃食道逆流」是非常常見的症狀之一。一般來說，胃食道逆流的代表性症狀就是火燒心或是「溢赤酸」（酸性物質突然一湧而上的感覺），這是以用內視鏡觀察食道，就會清楚看到黏膜糜爛部位的胃食道逆流（gastroesophageal reflux disease，GERD）。

另一方面，因新冠肺炎而引起的胃食道逆流通常屬於非糜爛性胃食道逆流（non-erosive reflux disease，NERD）。這種類型的胃食道逆流較不嚴重，胃酸的逆流程度相對輕微，用內視鏡觀察也看不出問題。

因新冠肺炎引起的胃食道逆流，通常不會出現火燒心或「溢赤酸」這類症狀，卻常常會導致氣喘、咳嗽、心悸、睡眠障礙、睡到一半醒過來的症狀，有時也會讓人倍感疲憊。

如果出現這類症狀的話，建議在背部墊條毛巾，讓上半身稍微抬高再睡覺。睡前二到三小時盡可能不要吃東西，也不要吃油膩、過甜的食物，避免喝碳酸飲料、含咖啡因飲料或酒。尤其不要在睡覺之前一小時喝水，如果覺得很渴，可以漱個口，讓喉嚨變得濕潤就好。如果症狀沒有改善，可服用抑制胃酸或是促進胃部蠕動的藥物。

NERD的症狀愈來愈多

胃食道逆流主要分成兩種

因胃部的內容物逆流到食道而苦不堪言的患者

- 可透過內視鏡看到糜爛部位的類型：胃食道逆流症（GERD）
- 無法透過內視鏡看到糜爛部位的類型：非糜爛性胃食道逆流（NERD）

⇨**長新冠的症狀以NERD居多**

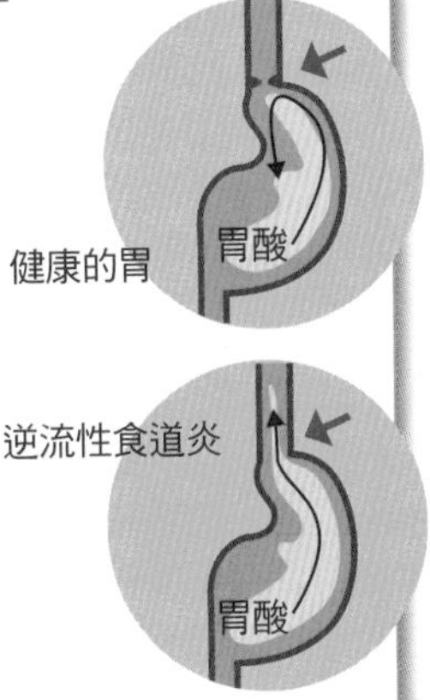

長新冠NERD症狀的特徵

- **氣喘**
- **咳嗽**
- **心悸**
- **失眠（睡不著、中途醒來）**
- **倦怠感程度惡化**

▶ 解決方案

- 睡前2至3小時不要吃東西
- 在背後墊條毛巾，稍微抬高上半身
- 不要吃太油、太甜的食物，也不要喝碳酸飲料、含咖啡因飲料和酒類
- 可服用抑制胃酸或是促進胃部蠕動的藥物

這裡是重點！

☑ 會出現氣喘、咳嗽、心悸、失眠這類症狀
☑ 改善生活習慣之後，症狀通常會跟著改善

Treatment
後遺症治療法
07

神經免疫方面的後遺症以靜養為大原則

與慢性疲勞症候群的症狀相同

神經免疫疾病之一的肌痛性腦脊髓炎（myalgic encephalomyelitis，ME）、慢性疲勞症候群（chronic fatigue syndrome，CFS），指的是全身的疲勞感難以消除，導致日常生活出現問題的疾病，與一般的慢性疲勞完全不同。

曾有報告指出，在SARS爆發之後，ME／CFS的案例也跟著變多，但也有不少新冠肺炎患者出現與ME／CFS相同的症狀，因而覺得非常痛苦。這些患者只要稍微活動一下，就會覺得無比疲勞與渾身無力，連同一根手指頭都沒辦法。一旦出現這類神經方面的症狀，康復的大前提就是不要勉強自己活動。

此外，有些新冠肺炎患者在康復之後提到自己出現了「大腦像是蒙上了一層霧」的症狀（腦霧），或是「沒辦法完整地思考」「記憶力衰退」的症狀，此時最該做的事情就是靜養，不要想太多，讓自己放空，也盡可能不要滑手機或是看電視，因爲這些都會造成很大的負擔。

康復之後的ME／CFS

何謂肌痛性腦脊髓炎(ME)、慢性疲勞症候群(CFS)

這是「強烈的全身疲倦感遲遲不退」，導致「日常生活受到明顯影響」的疾病，與一般的慢性疲勞是截然不同的狀態

下列症狀通常會持續半年

- **強烈的疲倦感以及活動力不足**
- **活動之後會出現明顯的倦怠感**
- **睡眠障礙與很難熟睡**
- **認知障礙**
- **姿勢性低血壓或是姿位直立性心動過速症候群（中樞性眩暈）**

▼

訪談新冠肺炎康復者之後才發現，有些人是在回到職場或學校之後，為了追回進度才導致身體狀況極度疲憊。
目前已知的是，ME是在感染病毒之後發作的症狀。加拿大的報告指出，在2003年的SARS爆發之後，在進入加護病房接受治療的107位病患之中，有87%出現酷似ME／CFS的症狀。

這裡是重點!

☑ 稍微活動一下，就覺得非常疲勞。
☑ 大原則就是不要活動，盡可能放輕鬆。

頭痛通常可透過中藥或生活療法改善

許多人只憑中藥就痊癒

有些新冠肺炎患者提到自己常常頭痛。以美國爲例，新冠肺炎患者出現頭痛症狀的比例佔整體的一四・六%，與發燒、畏寒的六二・七%似乎少上許多。

一般認爲，之所以會出現頭痛，是因爲入侵體內的病毒與血液之中的白血球對抗，導致腦血管發炎或是肺部這類呼吸器官發炎，氧氣攝取不足所導致。

另一方面，有不少人的長新冠症狀是頭痛。在敝院的患者之中，約有八成出現了頭痛的症狀，與感染新冠肺炎之際的調查呈完全相反的結果。有些無症狀的新冠肺炎患者則是在康復之後，才出現強烈的頭痛。

敝院主要是以「中藥」、「止痛藥」和「生活療法」治療長新冠症狀之一的頭痛。止痛藥只能暫時緩解頭痛，算是治標的方法，而中藥則屬於治本的方法。

超過一半以上的長新冠患者有輕微的頭痛症狀。如果頭實在太痛，可服用止痛藥暫時解決問題，但其實有不少患者靠著中藥以及生活療法改善症狀。

頭痛的治療方式

新冠肺炎的症狀

根據美國「COVID-NET」官網

新冠肺炎造成頭痛的原因

- **入侵體內的病毒與血液之中的白血球對抗，導致腦血管發炎**
- **肺部這類呼吸器官發炎，導致氧氣攝取不足**

長新冠的頭痛的治療方式

中　藥　能從根本治療頭痛。症狀發作時立刻服用

止痛藥　可從對腸胃較為溫和（效果較弱）的乙醯胺酚（商品名稱：Calonal）開始服用

生活療法

- 滑手機不要滑太久，因為有可能會造成腦霧（brain fog，大腦像是蒙上一層霧的症狀）
- 少攝取咖啡、堅果、起司這類造成頭痛的食品
- 早上在固定的時間起床，調整自律神經
- 少喝酒

這裡是重點！

☑ 出現頭痛這類長新冠症狀的患者約有八成；

☑ 採用中藥與生活療法，幾乎都能改善症狀。

如果一直輕微發燒，有可能是其他的疾病所導致

一直輕微發燒不一定是因為新冠肺炎

從以前開始，就有零星的患者因爲持續輕微發燒而來到診所。這些曾經接受膠原病、甲狀腺功能失調、ＨＩＶ（人類免疫缺乏病毒）以及各種檢查，卻沒發生任何異常的患者來到敝院之後，通常只需要連續服用中藥二至三個月就能痊癒。

不過，當新冠肺炎在二〇二〇年三月爆發之後，突然出現了許多長期輕微發燒的患者，整個情況也急轉直下，而且這些患者除了輕微發燒之後，還有倦怠感（疲勞）、容易疲勞、胸悶、咳嗽、呼吸障礙、食慾不振以及各種症狀，不管如何治療也都治不好。

一般認爲，這些症狀是新冠肺炎所引起的或是長新冠的症狀，但是，會讓人長時間輕微發燒的疾病還有流感、類風濕性關節炎、膠原病、慢性鼻竇炎與慢性扁桃腺炎。最理想的就是排除這些疾病的可能性，所以建議大家接受調查感染、發炎的ＣＲＰ檢查、肝腎功能檢查、甲狀腺機能檢查、呼吸器官檢查、膠原病檢查。

輕微發燒不一定是長新冠的症狀

許多疾病都有輕微發燒的症狀

- 膠原病
- 甲狀腺功能失調
- HIV（人類免疫缺乏病毒）
- 流感
- 類風濕性關節炎
- 慢性鼻竇炎
- 慢性扁桃腺炎

可檢查是否為其他的疾病

為了排除可能引起輕微發燒的病因，
建議接受下列的檢查

- 一般的檢查
  - ・白血球數、CRP 檢查 ・肝腎機能檢查
- 甲狀腺功能的抽血檢查
- 膠原病的檢查
- 利用 X 光檢查呼吸器官
- 心電圖（視情況而定）

！

很少會一下子就會痊癒。症狀通常會如同漣漪般漸漸散去，漸漸緩解

這裡是重點！

☑ 覺得自己輕微發燒的患者爆增
☑ 透過檢查排除其他疾病的可能性

10 糖尿病患者要徹底預防感染

攝取足夠的水份與確保足夠的睡眠時間

糖尿病的人一旦感染新冠肺炎，就很容易轉為重症，因為血糖值的起伏會變得非常激烈，而在高血糖的狀態之下，免疫力（對抗疾病的能力）會下滑，病毒也更容易繁殖，而且有可能在治療的時候，出現腦梗塞這類併發症，如此一來就會更難治療。

就算新冠肺炎痊癒，也有可能出現腦梗塞或是心肌梗塞這類後遺症，所以對於糖尿病患者來說，新冠肺炎絕對是攸關性命的疾病。最該先做的事情就是徹底預防新冠肺炎。

基本上，要避免待在密閉空間以及人群，也盡可能不要與別人密切接觸。此外，要勤洗手、勤消毒，以及配戴不織布的口罩與遵守公共衛生禮儀。除了上述這些措施，糖尿病的人還要攝取足夠的水份，充足的睡眠以及營養均衡的飲食。

在飲食方面，盡可能不要吃油炸食物、甜食，也要多吃脂肪含量較低的魚肉、瘦肉以及黃綠色蔬菜。

此外，要多準備內服藥和胰島素藥物，以免在隔離的時候缺乏藥物。獨居者可以讓較親近的鄰居知道自己有糖尿病這件事。

糖尿病患者的預防方法

糖尿病患者容易轉重症的理由

- 血糖值的浮動以及糖尿病的併發症都會讓免疫系統曝露在危險之中，進而難以與病毒對抗，也需要更多的時間才能康復
- 病毒容易在高血糖的環境下繁殖
- 治療中與治療後都容易出現腦梗塞、心肌梗塞這類併發症

糖尿病患者需要徹底預防新冠肺炎

- 避免密閉空間、密集的人群以及密切接觸
- 勤洗手、勤消毒
- 配戴不織布的口罩
- 遵守公共衛生禮儀

雖然基本，
卻很重要

＋

- 攝取充足的水份
- 充足的睡眠
- 營養均衡的飲食
  - 少吃油炸食物與甜食
  - 多吃脂肪較少的魚肉、瘦肉以及黃綠色蔬菜
- 準備充足的內服藥與胰島素藥物

這裡是重點！

☑ 糖尿病的人很容易轉為重症
☑ 需要徹底預防新冠肺炎的對策

Treatment

後遺症治療法

11

長時間持續的長新冠症狀也有可能以中藥治療

對症下藥

有時會根據長新冠的症狀，使用不同的中藥治療。

出現輕微發燒或頭痛這類後遺症的患者通常也會出現舌頭腫脹的症狀，而這種症狀在中醫稱爲「水毒」，最常用來治療這種症狀的中藥是「五苓散」。除了可治療頭痛、頭暈，還能有效治療長新冠症狀之一的輕微發燒。如果因爲水毒而出現手腳冰冷的症狀，可利用五苓散與「眞武湯」一起治療，而長新冠症狀之一的胃食道逆流則可利用「茯苓飲合半夏厚朴湯」治療。倦怠或是疲勞這類長新冠症狀在中藥視爲「血虛」，所以通常會利用「十全大補湯」治療，而腰部以下的疼痛則會利用「疏經活血湯」紓緩。

比起止痛藥，中藥更能緩解長新冠症狀之一的頭痛，如果因爲水毒而出現強烈頭痛的症狀，有時光是服用五苓散就能痊癒。頭部以上的脹熱與頭痛可利用「七物降下湯」治療，後腦杓的頭痛可利用「釣藤散」治療，偏頭痛則可利用「吳茱萸湯」治療。

此外，這些名字裡面有「湯」的中藥都建議先用熱水調開，再慢慢飲用，效果會更加明顯。

長新冠症狀與中藥

水毒	五苓散	▶ 對頭痛、頭暈、輕微發燒都有效 ▶ 不能在手腳冰冷的時候服用
	真武湯	▶ 因水毒而手腳冰冷的時候，可與五苓散搭配
	茯苓飲合半夏厚朴湯	▶ 對胃食道逆流有效 ▶ 可緩解喉嚨不適、胸悶的症狀
氣血兩虛（血虛）（沒有活力）	十全大補湯	▶ 沒什麼副作用 ▶ 消化器官虛弱時不可服用
	人參養榮湯	▶ 病情拖太久，身體極端虛弱的時候服用
瘀血（血液循環不佳）	當歸芍藥散	▶ 對手腳冰冷、水腫與嗅覺障礙有效
頭痛	七物降下湯	▶ 覺得頸部以上很緊又熱、頭痛的時候服用
	五苓散	▶ 在頭痛或因為低氣壓的影響而頭痛時，可以服用
	釣藤散	▶ 頭又脹又痛、高血壓或是後腦杓的頭痛時可以服用
	吳茱萸湯	▶ 對偏頭痛有效
身體疼痛	桂枝加朮附湯	▶ 可緩解關節痛或神經痛
	疏經活血湯	▶ 腰部以下疼痛時可以服用
食慾不振	六君子湯	▶ 沒有食慾時，建議用熱水化開再喝
	四君子湯	▶ 六君子湯沒效的時候喝

這裡是重點！

- ✓ 中藥能有效治療長新冠
- ✓ 中藥特別對治療頭痛能夠發揮效果

Treatment

後遺症治療法

12

感染之後，可透過生活療法減少長新冠找上門的風險

泡澡不要超過五分鐘

在感染新冠肺炎之後，出現某些長新冠症狀的人，在運動或是洗澡這方面的日常生活，有一些需要格外注意的事情。

出現疲倦症狀的人絕對不能激烈運動，而且連健行這類輕鬆的運動也最好不要做。就算是沒有疲倦症狀的人，只要有輕微發燒或頭痛這類症狀，最好三至四個月都不要做從事激烈運動，因爲有可能因此出現疲倦感這類症狀。

泡澡也有一些事情要注意。泡澡與運動消耗差不多的熱量，所以泡澡最好不要超過三至五分鐘。

如果在輕微運動之後的五至七十二個小時之內突然覺得很疲倦，也就是出現PEM症狀的人，請盡量不要泡澡。用淋浴或七至十天泡澡一次，無法洗澡就用吸滿熱水的毛巾每天擦拭身體。

洗頭髮的時候，也有一些事情要注意。「洗頭髮」與「吹頭髮」都會造成身體的負擔，所以千萬不要太勉強自己。如果有家人可以從旁協助，可以請家人幫忙洗頭髮。

感染新冠肺炎之後的日常生活

新冠肺炎康復之後，

也要知道有可能會罹患長新冠

如果出現 PEM 症狀，有可能會沒辦法完成某些動作

生活療法的重點

運動 若有輕微發燒或是頭痛的症狀，3 至 4 個月之內不要從事激烈運動

泡澡 泡澡會消耗體力，所以不要超過 3 至 5 分鐘。如果在輕微運動之後的 5 至 72 個小時之內覺得非常疲倦（PEM），就改成 7 至 10 天泡澡一次，不然就是沖一沖澡，或是用熱毛巾每天擦拭身體

洗髮 請別人幫忙洗頭髮

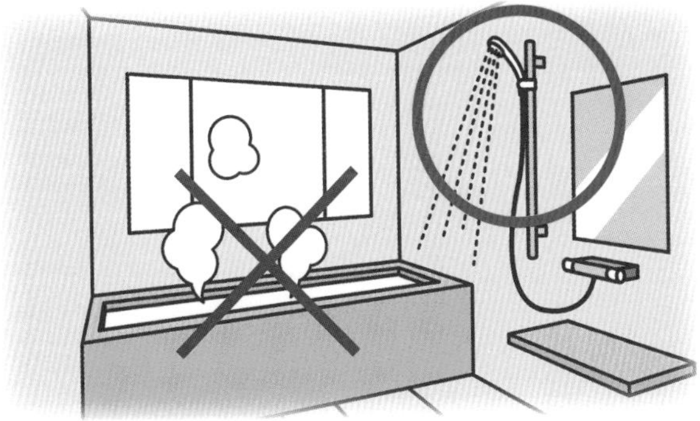

這裡是重點！

☑ 在 3 至 4 個月之內避免激烈運動

☑ 洗澡最好淋浴就好，不要泡澡

13 有效緩解長新冠症狀的保健食品

容易攝取不足的營養利用保健食品補充

出現倦怠感、疲勞感、關節痛這類長新冠症狀的人，要特別重視飲食的營養是否均衡，也要盡可能從蔬菜水果攝取容易不足的維生素、礦物質與膳食纖維這類營養素。

利用保健食品（或健康食品）補充容易攝取不足的營養素也是不錯的方法。以長新冠症狀之一的疲倦感爲例，許多有這類症狀的人在服用BCAA（支鏈胺基酸）配方的保健食品之後得到改善。所謂的BCAA是纈胺酸、白胺酸與異白胺酸這三種必須胺基酸的總稱，是驅動肌肉運動的能量來源。不過，就算利用BCAA緩和了倦怠感，也不能就此勉強自己運動。

輔酶Q10似乎能緩解肌痛性腦脊髓炎／慢性疲勞症候群，所以應該能改善倦怠感。

掉髮、嗅覺、味覺障礙這些症狀，可服用含有鋅的保健食品，因爲鋅能幫助味蕾（感受味道的舌頭器官）新陳代謝，也有促進頭髮主成分形成的效果。也有許多人在攝取鋅之後，覺得比較沒有那麼疲倦。

透過保健食品補充營養

最推薦的是 BCAA

什麼是 BCAA ？

●是纈胺酸、白胺酸與異白胺酸這三種必須胺基酸的總稱

●是運動時，肌肉的能量來源

●肌肉的蛋白質含有許多這類胺基酸

●就算沒有 PEM 症狀，BCAA 也有很多功效

能透過 BCAA 改善的症狀

●倦怠感與疲勞感

●肌肉痛

●腦霧（思考力、集中力、記憶力衰退，大腦像是籠罩著一層霧的感覺）

●肌肉抽痛

●血管痛

能透過輔酶 Q10 改善的症狀

●肌痛性腦脊髓炎（ME）、慢性疲勞症候群（CFS）

能利用補充鋅保健食品改善的症狀

●掉髮、嗅覺、味覺障礙、倦怠感

這裡是重點!

☑ BCAA 保健食品很有效

☑ 輔酶 Q10 與鋅也很值得關注

在併發症之中特別可怕的急性腎衰竭

尿液出現異常要特別注意

有些新冠肺炎患者會併發腎臟病。雖然已透過剖檢（解剖遺體檢查）知道這項事項，但還不知道爲什麼會併發急性腎衰竭（acute kidney injury，AKI）、血尿與蛋白尿的理由。

在中國針對新冠肺炎患者的研究之中發現，在三三三名患者之中，有二五一位（七五・四％）患者出現尿液異常與AKI。其中的一九八人的腎功能改善天數中位數爲十二天，在這段期間之內，一六二人有一一一人（六八・五％）的蛋白尿症狀得到改善。此外，有三十五人併發AKI，其中有十六人（四五・七％）的腎功能康復。併發腎功能障礙的患者在死亡率方面，比未併發腎功能障礙的患者高出許多（＊）。

這項研究告訴我們，腎功能障礙是新冠肺炎的併發症之一，大部分的AKI、血尿與蛋白尿都能在三週之內改善，但也有不少人因爲這類併發症死亡。雖然輕症的人不太需要擔心這類問題，但爲了沒有後顧之憂，最好還是接受尿液檢查。

※Guangchang Pei、Zhiguo Zhang、Jing Peng、Liu Liu、Chunxiu Zhang、Chong Yu、Zufu Ma、Yi Huang、Wei Liu、Ying Yao、Rui Zeng、gang Xu JASN 2020 年 6 月 31（6）1157-1165；DOI：

要留意腎功能障礙的併發症

- 中國的研究指出，發生尿液異常與急性腎衰竭(AKI)的機率為75.4%
- 腎功能障礙得到改善的天數中位數為12天
- 嚴重的AKI有很高的致死率，非常危險

何謂急性腎衰竭（AKI）?

在幾小時到幾天之內，腎功能急速下滑的疾病。嚴重時，會出現「多重器官衰竭」，患者常於一個月之內死亡

AKI 的原因①「流往腎臟的血液不足」

出血、下痢、嘔吐、心臟衰竭、脫水、降血壓藥、利尿藥、非類固醇消炎止痛藥（NSAIDs

AKI 的原因②「腎臟細胞受損」

腎管細胞缺氧、血管造影劑、抗生素、抗病毒藥、部分的抗癌藥物

AKI 的原因③「尿道堵塞」

尿道結石或是前列腺肥大，引發水腎症

預防方法

- **避免脫水**
- **不要過度服用止痛藥**
- **確認自己的腎功能指數（肌酸酐與 eGFR）**

這裡是重點!

☑ 有時會出現血尿或是蛋白尿的症狀
☑ 若併發腎功能障礙，死亡率就會大幅上升

Treatment

後遺症治療法

15

身體暖和，就會提升免疫力

在自家也能提升免疫力的療法

有時候讓身體暖和的溫熱療法能有效治療長新冠，因為讓身體暖和，免疫力（讓身體遠離疾病的能力）就會提升。

「和溫（Waon）療法」是非常知名的治療方法，有許多論文也指出，這種療法能有效治療慢性心臟衰竭，以及肌痛性腦脊髓炎／慢性疲勞症候群這類症狀。

若要在自家進行和溫療法，可在浴缸放一半攝氏四十一度的熱水，然後進行半身浴或是讓身體躺平，泡十分鐘（如果肩膀會冷，可蓋掉毛巾保暖）。走出浴室之後，立刻用毛巾包住身體保暖，靜靜休息三十分鐘。如果覺得口渴，喝點水，潤潤喉就好。要注意的是，如果光是泡澡就會覺得累的人，就不太適合使用這個方法。

也可以試著刺激穴道。中脘、關元這兩個穴道都能有效消除疲勞感、倦怠感，肺俞、足三里則可以提升免疫力（參考左圖）。這些穴道都可進行「不會用到火的針灸」。市面上有幾種不會用到火的針灸，可於藥局或是網路購得。

此外，也可以使用熱水袋暖和身體。用手碰碰肚子、屁股與大腿前側，若是覺得冰冰涼涼的，就可以用熱水袋暖和這些部位。

針灸方法

在睡覺之前，利用市售的「不會用到火的針灸」刺激下列這四個穴道。先針對能有效消除疲勞、倦怠感的①中脘、②關元，接著再刺激提升免疫力的③足三里，最後再刺激④肺俞這個穴道。

要準備的東西

在市售的「不會用到火的針灸」商品之中，有的加熱效果能保持數小時之久，但既然是在就寢之前進行，所以購買加熱效果能持續 5 分鐘的商品即可。

①中脘

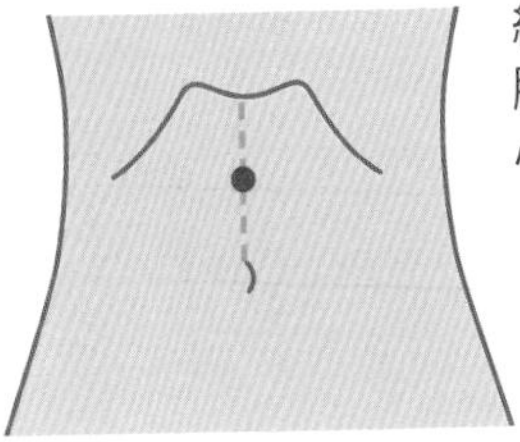

位於肋骨下緣中點與肚臍連線的中心點

②關元

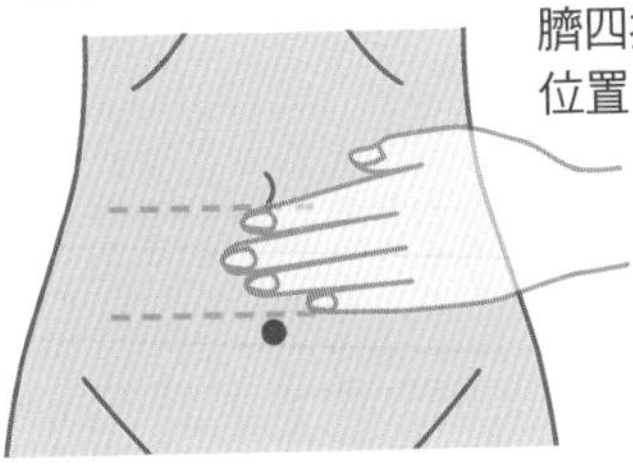

位於距離肚臍四指幅的位置

③足三里

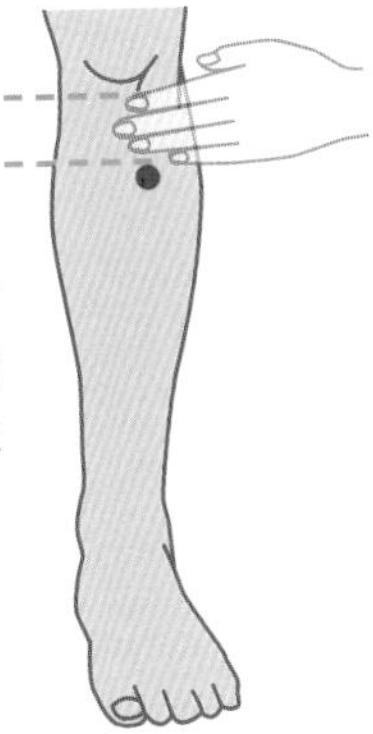

位於膝蓋骨下方，外側凹陷處的下方四指幅位置

④肺俞

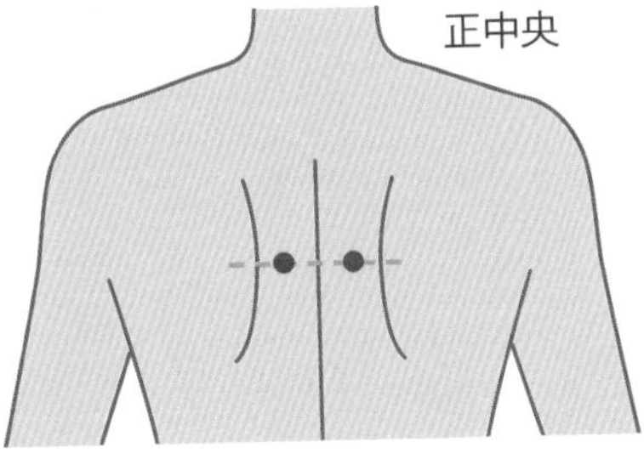

位於肩胛骨的正中央

這裡是重點!

- ☑ 讓身體暖和，就能提升免疫力
- ☑ 可利用市售的針灸道具刺激穴道

有些人的效果特別明顯！EAT到底是什麼？

抑制上咽喉發炎，緩解不適症狀

上咽喉擦抹療法簡稱EAT，就是Epipharyngeal Abrasion Therapy的縮寫。早期稱爲「B點療法」，這是利用沾了消炎劑的棉花棒擦拭上咽喉的治療方法，有部分耳鼻喉科會使用這種治療方法。

這種治療方法對於慢性上咽喉炎的患者特別有效。上咽喉是許多神經匯集之處，一旦這裡發炎，就會出現頭暈、疲勞、咳嗽、倦怠感這類症狀。再怎麼檢查都找不出病因的患者有可能就是罹患了慢性上咽喉炎，所以這類患者常可透過EAT這種治療方法改善許多症狀。

在長新冠方面，有許多患者都出現倦怠感、疲勞這類與慢性上咽喉炎相同的症狀，我覺得這有可能是因爲上咽喉發炎才引起，所以便試著以EAT這種方式治療，結果也有不少患者的症狀得到改善。由於我們看不見上咽喉，所以也無法判斷是否發炎。如果覺得頭暈、疲倦，卻又不大可能是其他疾病，不妨試著以EAT治療。

何謂 EAT（上咽喉擦抹療法）？

抑制上咽喉發炎

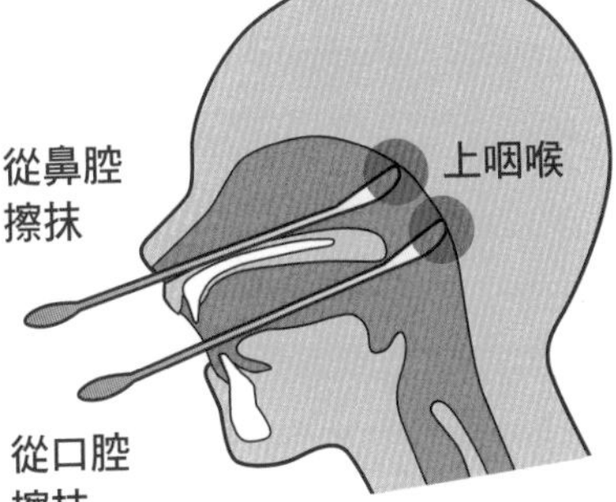

EAT 就是利用沾了消炎藥氯化鋅的棉花棒直接從鼻腔或喉嚨，擦抹上咽喉的治療方法。通常會以這種方法治療上咽喉炎患者。雖然採用這種方式治療會痛，偶爾也會出血，卻有很高的機率改善症狀

!

長新冠症狀之一的肌痛性腦脊髓炎（ME）、慢性疲勞症候群（CFS）與慢性上咽喉炎的症狀非常相似。有報告指出，EAT療法能有效改善症狀。

居家治療的話，可試著「洗鼻子」

由於只有部分的耳鼻喉科會採用 EAT，所以若無處接受這類治療，可試著「洗鼻子」。洗鼻子就是清洗上咽喉的方法，一天可洗 2 至 3 次。建議使用市售的洗鼻器。重點在於讓洗鼻液從另一側的鼻孔流出

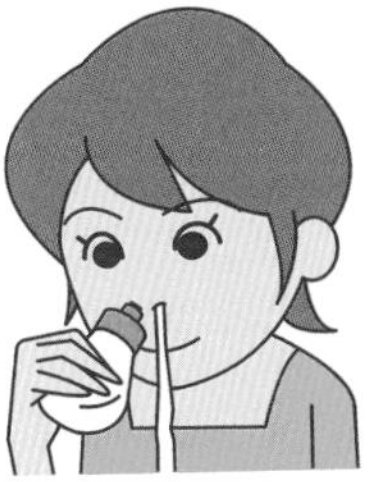

這裡是重點！

- ✓ 有時候會出現上咽喉炎這種長新冠症狀
- ✓ 在此時利用 EAT 治療能得到絕佳的效果

17 接種疫苗有機會減緩長新冠症狀

感染之後再接種疫苗也有效

日本也差不多要開始接種新冠肺炎疫苗。疫苗除了能預防感染，也有「減緩長新冠症狀」的效果。雖然目前還不知道兩者的因果關係爲何，但各國的研究指出，在接種疫苗的患者之中，長新冠症狀得到減緩的患者有一定比例。

雖然有意見指出「讓感染的人接種疫苗沒問題嗎？」但現在還找不到「不接種比較好」的證據。美國疾病管制與預防中心（Centers for Disease Control and Prevention，ＣＤＣ）提出「感染的人也應該接種」的方針，而英國政府則發表「有長新冠症狀的人也可以接種疫苗」的言論。

要注意的是，如果連走路都覺得很累的人，有可能因爲接種疫苗而造成身體負擔，也有可能因爲接種的疼痛導致長新冠症狀惡化。接種疫苗有可能減緩長新冠症狀，所以身體狀況若是可行，不妨將接種疫苗這個選項列入考慮。

日本國內的疫苗接種情況

得到認證的疫苗

●輝瑞／BNT

種類	mRNA
可接種年齡	16 歲以上
接種方式	以 21 天的間隔進行兩次肌肉注射

有待認證的疫苗

●莫德納

種類	mRNA
可接種年齡	18 歲以上
接種方式	以 28 天的間隔進行兩次肌肉注射

● AZ

種類	病毒載體
可接種年齡	18 歲以上
接種方式	以 28 天的間隔進行兩次肌肉注射

疫苗類型

mRNA 疫苗

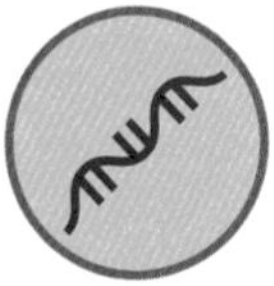

合成新冠病毒的基因，再以人工膜包覆

病毒載體疫苗

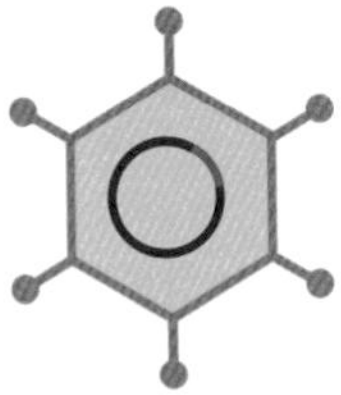

在不會增生的其他病毒植入新冠病毒的遺傳基因

※2021 年 3 月 30 日的資料

這裡是重點！

☑接種疫苗能讓已經感染的人減緩後遺症
☑如果連出門都覺得很累，就不要勉強接種疫苗了解正確的資訊！

如果罹患長新冠怎麼辦？消除不安的Q&A

Q1 能拿到長新冠的診斷書嗎？

A 就算不知道是否感染了新冠肺炎，單憑長新冠症狀的診斷就能開立診斷書。

有許多患者都因爲「檢查沒有任何異常，所以拿不到診斷書」，但長新冠已是全世界皆知的疾病，不是什麼「錯覺」或是「心因性疾病」，所以不開立診斷書絕對是錯誤的。

對患者來說，診斷書是非常重要的文件。

長新冠門診會開立診斷書之外，就算是沒接受PCR檢查的患者，有時候也會視症狀開立「疑似長新冠症狀」的診斷書。

有些長新冠患者因爲疲倦感而無法正常上班、上學，甚至沒辦法自理生活，有時候會需要公司或學校協助，而此時患者也需要提出診斷書。無法到院就診的患者可先接受線上診療，之後再由診所郵寄診斷書。

Q2 哈佛大學推薦的新冠肺炎預防方案是什麼？

A 就是徹底執行勤戴口罩、勤洗手，保持社交距離、強化免疫力這些基本事項。

哈佛醫學院於二〇二一年三月向一般大眾發表了預防新冠肺炎蔓延的報導。這份報導提到了勤戴口罩、勤洗手、保持社交距離、提升自身免疫力這些事情。其中又針對提升免疫力的部分提到戒菸、避免二手菸，多吃蔬菜、水果與全穀粒穀物，透過複合維生素保健食品補充不足的營養、維持健康的體重、避免壓力累積、適度飲酒、充足的睡眠、不要摸臉這些事項。雖然都是老生常談的內容，但是健康的生活習慣的確是預防感染的關鍵。

Q3 睡著之前呼吸中止是錯覺？

A 這是常見的長新冠症狀。不是錯覺，所以最好接受檢查。

雖然至今仍無法得知眞正的原因，但中樞性睡眠中止症似乎已是長新冠症狀之一。有些長新冠患者也有「在睡著之前呼吸中止」的症狀。

此時不要覺得是「錯覺」，而要接受有無睡眠中止症的檢查。而且爲了以防萬一，最好連帶接受心臟檢查。只要接受適當的治療，大部分的人都能在幾個月之內治好呼吸中止的問題。

Q4 有長新冠症狀還會感染新冠肺炎嗎？

A 有可能，但目前的案例不多。基本上請繼續預防感染。

在感染新冠肺炎之後，就算身體出現了抗體，過一陣子這些抗體就會消失，所以曾經感染的人還是有可能二次感染。由於長新冠的症狀會讓患者的體力變差，患者也有可能因爲食慾不足而導致營養失調以及免疫力下滑，所以更要避免感染。

話說回來，在二〇二一年三月這個時間點，在我看過的一千五百位患者之中，沒有人二次感染，所以大家不用過度擔心，只需要一如往常地預防感染即可。

不管是否出現長新冠的症狀，大家請一如往常地預防感染，千萬不要掉以輕心。

Q5 有沒有辦法自行改善氣喘或心悸這類症狀呢？

A 維持良好的生活習慣，預防胃食道逆流，就能減緩上述的症狀。

雖然因果關係還不明朗，但從過去的診療發現，有氣喘或心悸這類長新冠症狀的患者通常也有胃食道逆流的症狀，此時若能減緩胃食道逆流的症狀，上述的症狀就有可能痊癒。

我們能自行改善的部分就是在睡前二至三小時不要飲食，減少攝取咖啡因與油膩的食物，也不要吃太多甜食。改善生活習慣就有機會改善氣喘或心悸，所以若有相關症狀不妨試試看。

Q6 唾液 PCR 檢查可信賴嗎？

A 一般來說，在發病後的九天之內，鼻咽採檢與唾液 PCR 的結果相同。

標準的 PCR 檢查就是從鼻子伸入棉棒，採集「鼻咽黏液」，不過自從二〇二〇年六月開始，唾液 PCR 檢查也得到認證。

日本厚生勞動省於二〇二〇年六月根據「發病後九天之內，採集鼻咽黏液與唾液的準確率一致」這項研究結果宣佈「在發病後九天之內的患者可進行唾液 PCR 檢查」的規定。由於唾液檢查的優點在於不會痛，檢查也相對容易，而且還能自行採檢。

Q7 接種卡介苗能預防新冠肺炎？

A 目前沒有明確的資料證實。不該為了預防新冠肺炎而接種卡介苗。

就目前發表的論文來看，沒有證據指出接種卡介苗的人，比未接種卡介苗的人更不容易感染新冠肺炎。雖然也曾針對這方面的重症風險以及死亡率進行調查，但目前沒有資料能斷言接種卡介苗的人比較不會轉重症。如果突然有一大群人為了預防新冠肺炎而接種卡介面，那麼原本需要接種卡介苗的幼兒就可能無法全面接種，所以成人不該搶著接種卡介苗。

Q8 連走路都很累，有可能線上接受診療嗎？

A 初診也可以透過網路進行。如果累得走不動，請務必採用線上診療這種方式。

對於十分疲倦或是倦怠的人來說，靜養是最重要的事情。爲了避免因爲去醫院而陷入極度疲憊狀態（活動之後，突然出現強烈的倦怠感），請務必採用線上診療這種方式。此外，有些縣沒有治療長新冠的醫院。

隨著新冠肺炎在日本蔓延，線上診療的規定也跟著暫時放鬆，連初診都可以直接開立處方箋。雖然沒有介紹信就只能開立七天的處方，但其實每一週都得試著更換藥物治療，所以實質上，不會造成什麼不便才對。藥品也可以在自家附近的藥局取得。

Q9 變種病毒也有後遺症？

A 雖然目前對於變種病毒的了解不多，但當然得預設有「後遺症」

日本國內的疫情之所以爆發，原因就在變異的新冠病毒。目前有來自英國、南非、巴西這三種主要的變種病毒，而日本厚生勞動省在二〇二一年三月三十日指出，感染變種病毒的患者已超過一千二百人以上。由於才剛發現這些變種病毒，而且確診者並不多，所以目前還沒有相關的後遺症報告，但是感染變種病毒當然預設會出現長新冠的症狀。

新冠肺炎康復者相關資源

臺灣衛生福利部中央健康保險署 COVID-19 染疫康復者門住診整合醫療計畫相關資源

網址：https://reurl.cc/rZaLe1
可查詢：
COVID-19 染疫康復者門住診整合醫療計畫
參與醫院名單、整合科別、看診時段、網址及諮詢窗口資訊
「COVID-19 染疫康復者門住診整合醫療計畫」問答集
各縣市長期照顧管理中心聯絡電話、傳真及信箱

勞工感染新冠肺炎康復後重返職場若有相關問題，可依需求洽詢：

需求	洽詢窗口
因感染傳染病遭人歧視	衛生福利部專線：1922
心理諮詢	疫情心理諮詢專線：1925 或各社區心理衛生中心
工作分配、薪資、公傷假等問題	勞動部專線：1999 或 1955 或各地方勞工主管機構

臺灣各縣市 COVID-19 染疫康復者門住診整合醫療轉銜長照服務之長期照顧管理中心聯繫窗口（2022 年 12 月資料）

縣市	總窗口聯繫人	聯絡電話	傳真	電子郵件
基隆市	朱小姐	02-2434-0234（專線）	02-2422-7608	1tcc@klchb.gov.tw
台北市	劉小姐	02-2537-1099 分機 7710	02-2537-7558	rosachien07@health.gov.tw
新北市	陳小姐	02-2257-7155 分機 3759	02-2254-4029	PHD1240902@ntpc.gov.tw
桃園市	呂先生	033-340-935（專線）	033-321-338	10016503@mail.tycg.gov.tw
新竹市	許美菁	035-355-191 分機 284	035-355-230	h71129@hcchb.gov.tw
新竹縣	胡小姐	035-518-101 分機 5247	035-531-569	4873402@hchg.gov.tw
苗栗縣	羅小姐	037-559-395（專線）	037-558-317	mlh212@ems2.miaoli.gov.tw
台中市	陳小姐	042-515-288 分機 65	042-515-8188	hbtc00330@taichung.gov.tw
南投縣	吳小姐	049-220-9595（專線）	049-224-7343	ntltc@ntshb.gov.tw
彰化縣	林小姐	047-278-503 分機 610	04-728-4791	lauralin19@mail.chshb.gov.tw
雲林縣	梁小姐	057-009-202（專線）	05-534-5520	yls917@ylshb.gov.tw
嘉義市	黃小姐	052-336-889 分機 363	052-336-882	peggy6912@mail.cichb.gov.tw
嘉義縣	王小姐	053-620-600 分機 275	053-621-138	hb90011@cyshb.gov.tw
台南市	許小姐	062-931-232（總機）	062-986-826	ltc27@mail.tainan.gov.tw
高雄市	李小姐	077-131-500 分機 3362	077-226-940	lmg.cat.miao@gmail.com
屏東縣	洪小姐	087-662-900 分機 15	087-662-906	ptsha015@oa.pthg.gov.tw
宜蘭縣	劉小姐	039-359-990 分機 3201	039-359-993	iltc@mail.e-land.gov.tw
花蓮縣	張小姐	038-227-141 分機 293	03-823-0752	smilywonc@gmail.com
台東縣	黃小姐	089-323-214 分機 632 089-310-400 分機 632	089-333-112	phbk047@ttshb.taitung.gov.tw
澎湖縣	張小姐	069-272-162 分機 153 069-267-242（專線）	069-278-765	ph.longtermcare@yahoo.com.tw
金門縣	張先生	082-337-521 分機 122	082-335-114	ltc334228@mail.kinmen.gov.tw
連江縣	陳先生	083-662-095 分機 8834	083-625-024	cdd8013@matsuhb.gov.tw

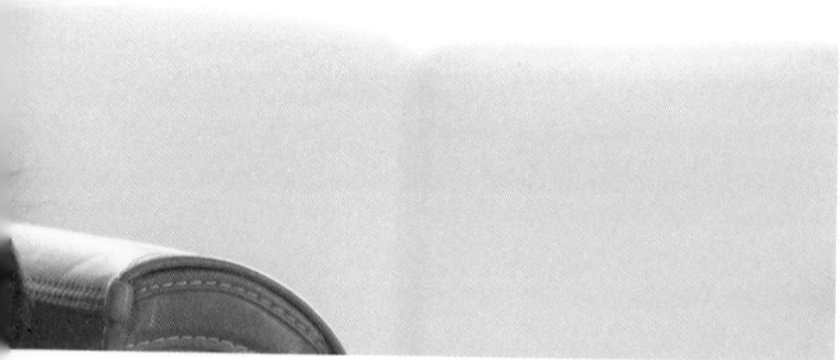

結語

今後長新冠患者將急遽增加

二〇二一年四月五日，全世界新冠肺炎確診者累計一億三千兩百萬人，光日本國內就有四十八萬六千人。

日本的確診者通常止於輕症或無症狀，因爲新冠肺炎病逝的情況非常稀少，但是有些人的人生卻長新冠被摧毀。由於現在還沒有專治長新冠的醫療機關，所以連日以來，有許多患者來到我這一介開業醫師的診所求診，到目前爲止，我已經爲超過一千五百位的患者看診。

有許多患者因爲檢查不出異常，而被其他的醫院拒絕看診，也沒有得到適當的治療，所以再怎麼痛苦，也只能選擇忍耐，而且身邊的人都不太了解長新冠，所以有不少患者被周遭的親友批評「明明就康復了，怎麼還這麼懶惰」或是「只是心理作祟而

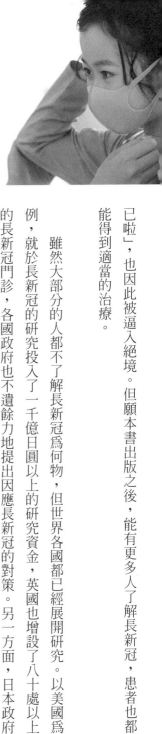

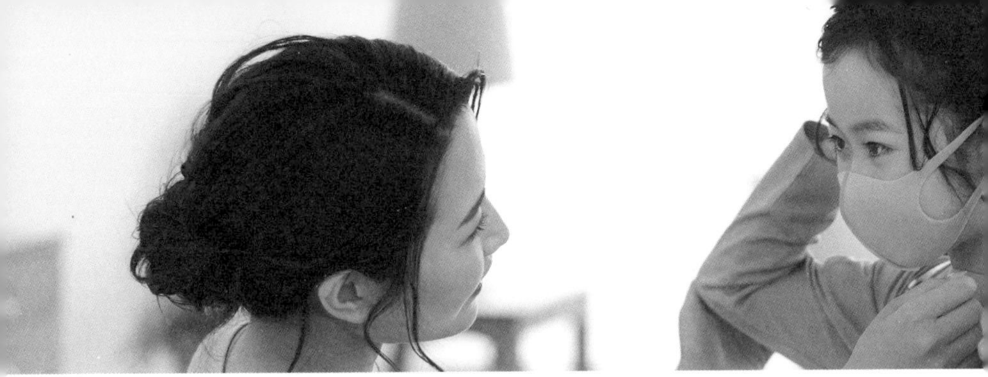

已啦」，也因此被逼入絕境。但願本書出版之後，能有更多人了解長新冠，患者也都能得到適當的治療。

雖然大部分的人都不了解長新冠爲何物，但世界各國都已經展開研究。以美國爲例，就於長新冠的研究投入了一千億日圓以上的研究資金，英國也增設了八十處以上的長新冠門診，各國政府也不遺餘力地提出因應長新冠的對策。另一方面，日本政府雖然也對長新冠進行調查，但整個國家卻什麼都沒做。雖然日本已經落後其他國家很多步，但東京都的都立醫院總算是新增了長新冠的諮詢窗口。

在這個確診者不斷增加的現況之下，長新冠的患者也一定會呈幾何級數增加。但願長新冠的研究能得到更多人的關注，讓更多患者得以從長新冠帶來的痛苦解放。

平畑診所院長　平畑光一

自由學習 40

圖解 長新冠康復指南：

咳嗽、腦霧、倦怠，可能是新冠肺炎後遺症，千萬不要輕忽！

作　　者　平畑光一（Koichi Hirahata）
譯　　者　許郁文
內頁排版　薛美惠
企劃選書
責任編輯　文及元
行銷業務　劉順眾、顏宏紋、李君宜

總 編 輯　林博華
發 行 人　涂玉雲
出　　版　經濟新潮社
104 台北市民生東路二段 141 號 5 樓
電話：(02)2500-7696 傳真：(02)2500-1955
經濟新潮社部落格：http：//ecocite.pixnet.net

發　　行　英屬蓋曼群島商家庭傳媒股份有限公司城邦分公司
台北市中山區民生東路二段 141 號 11 樓
客服服務專線：02-25007718；25007719
24 小時傳真專線：02-25001990；25001991
服務時間：週一至週五上午 09：30-12：00；下午 13：30-17：00
劃撥帳號：19863813；戶名：書虫股份有限公司
讀者服務信箱：service@readingclub.com.tw

香港發行所　城邦（香港）出版集團有限公司
香港灣仔駱克道 193 號東超商業中心 1 樓
電話：25086231 傳真：25789337
E-mail：hkcite@biznetvigator.com

馬新發行所　城邦（馬新）出版集團 Cite(M) Sdn. Bhd. (458372 U)
41, Jalan Radin Anum, Bandar Baru Sri Petaling,
57000 Kuala Lumpur, Malaysia.
電話：(603) 90563833 傳真：(603) 90576622
E-mail：services@cite.my

印　　刷　漾格科技股份有限公司
初版一刷　2022 年 12 月 15 日

國家圖書館出版品預行編目 (CIP) 資料

圖解長新冠康復指南：咳嗽、腦霧、倦怠，可能是新冠肺炎後遺症，千萬不要輕忽！/ 平畑光一著；許郁文譯．-- 初版．-- 臺北市：經濟新潮社出版：英屬蓋曼群島商家庭傳媒股份有限公司城邦分公司發行，2022.12
面；　公分．--（自由學習；40）

ISBN 978-626-7195-08-6(平裝)

1.CST: 嚴重特殊傳染性肺炎 2.CST: 傳染性疾病防制 3.CST: 傳染性疾病護理

412.471　　111018332

城邦讀書花園
www.cite.com.tw

ISBN：9786267195086、9786267195093（EPUB）

定價：320 元